ORIENTALISCHE DIAGNOSE

Körperharmonie durch Sehen und Fühlen

Michio Kushi

東洋九自己診断法

pala·verlag gmbh

Orientalische Diagnose
Die Originalausgabe erschien 1980
bei Japan Publications, Inc.
unter dem Titel:

How to See Your Health
Book of Oriental Diagnosis

ISBN: 3-923176-30-9
Deutsche Übersetzung:
Marlies McGuire / Wolfgang Hertling

Vorbemerkung zur deutschen Ausgabe

Das vorliegende Buch von Michio Kushi gibt einen Einblick in die Jahrtausende alte Tradition der fernöstlichen Medizin und Diagnose und stellt damit gleichzeitig eine Konfrontation des westlichen Lesers mit der fernöstlichen Weltsicht dar. Diese Sichtweise mag für uns nicht immer ganz verständlich erscheinen, sind wir doch gewöhnt, unsere Welt logisch analytisch aufzuteilen, ja uns selbst zu zerlegen, in Körper, Gefühle, Intellekt und Seele.

Der Orient hingegen geht in seinem Denken davon aus, daß alles, was existiert, eine Einheit darstellt und alles von den gleichen Kräften, von der Zentrifugalkraft YIN und der Zentripedalkraft YANG, erzeugt wird. So ist der gesunde, harmonische Mensch auch nichts, was der Natur vorsteht, oder von ihr getrennt ist, sondern ein Teil der Natur und hat die gleiche Daseinsberechtigung wie ein Baum oder eine Ameise.

Und so hat auch jede körperliche Manifestation oder Veränderung ihre Ursache in den Kräften der Umwelt, d.h. Umgebung, Natur und Mensch stehen in ständiger Wechselwirkung und das eine ist stets nur ein Spiegel des anderen. Das Gleiche gilt auch für den Menschen an sich, sein Äußeres ist ein Spiegel seines Inneren, beides ist von den gleichen Kräften und Phänomenen erzeugt. Vielleicht läßt sich das mit dem westlichen Sprichwort: ,,Wie im Kleinen so im Großen" verdeutlichen.

Bis dahin mag es den meisten einleuchtend erscheinen, Skepsis aber kommt auf, wenn wir diese Prinzipien auch auf unsere tägliche Ernährung anwenden. Doch auch sie ist Teil dieses Wechselspiels der Energien und auch sie wiederum ruft in unserem Körper bestimmte Reaktionen hervor, die sich nach außen manifestieren.

Michio Kushi befindet sich mit seinen Ideen in der Jahrtausende langen Tradition fernöstlichen, zum Teil aber auch westlichen Denkens. Schon vor mehreren Jahrtausenden wurde im ,,Buch der Wandlungen", auch als ,,I Ching" bekannt, der Grundgedanke niedergeschrieben, daß sich durch die Differenzierung des unendlichen Kosmos in die zwei Kräfte YIN und YANG (oder Himmel und Erde, Mutter und Vater) alle Phänomene entwickelten, den Menschen eingeschlossen. Und es ist dort auch zu finden, daß der Mensch, der sich entsprechend dieser natürlichen Ordnung ernährt, damit die Voraussetzungen für seine Gesundheit und sein Glück, also ein Leben in Harmonie mit der Umwelt in Händen hält.

Ca. 500 v. Chr. wurde das ,,Nei Ching" bekannt, ,,The Yellow Emperor's Classic of Internal Medicine", das eine Zusammenfassung der chinesischen medizinischen Weisheit darstellt. Es basiert auf der Theorie der fünf Elemente oder fünf Wandlungen der Energie, nach denen es fünf Stadien der Lebensenergie (oder Chi) gibt und Organe, Krankheiten, Symptome und Behandlungen, aber auch Geschmacksrichtungen und Nahrungsmittel können nach den fünf Stadien charakterisiert werden. Ebenso wird dort angeführt, daß Nahrung der wichtigste Faktor in der Behandlung von Krankheiten ist und die Nahrungsempfehlungen sind denen Kushis zum Teil sehr ähnlich.

Ähnliche Gedanken finden wir auch bei Hippokrates, dem ,,Vater" der abendländischen Medizin, der die Bedeutung von Nahrung in der Heilung in den Vordergrund stellte und der auch den Begriff „Makrobiotik" benutzte. 1796 schrieb ein deutscher Arzt und Philosoph, Christoph Wilhelm von Hufeland, der spätere Leibarzt Goethes, ein Buch mit dem Titel „Makrobiotik oder die Kunst das menschliche Leben zu verlängern".

Eine eigentliche Renaissance erfuhr diese Art der Philosophie und Selbstheilung allerdings in Japan und zwar gegen Ende des letzten Jahrhunderts durch den Arzt Sagen Ishizuka (1850-1910).

Geboren zu einem Zeitpunkt, als sich Japan erstmalig dem Westen öffnete und viele Ideen, Gewohnheiten und Lebensweisen übernahm, war Ishizuka begeistert von westlicher Denkungsart und Wissenschaft und widmete sich hauptsächlich der westlichen Medizin. Er erwarb den Doktortitel und wurde Arzt in der westlichen Armee. Bedingt durch ein Nierenleiden, das sich immer mehr verschlimmerte, und außerstande, sich durch westliche Medizin dauerhafte Erleichterung zu verschaffen, besann er sich auf die Tradition der orientalischen Medizin. Hierbei stieß er auf das „Nei Ching" sowie auf die Arbeiten von Nanboku Mizuno aus dem späten 18. Jahrhundert, der sein Leben dem Studium der Zusammenhänge zwischen körperlichen Charakteristika und menschlicher Persönlichkeit widmete. Dieser hatte, um in der Lage zu sein, möglichst viele Individuen zu studieren, zunächst als Friseur, dann als Bademeister und schließlich im Krematorium gearbeitet. Er veröffentlichte schließlich ein zehnbändiges Werk, dessen grundlegender Gedanke es ist, daß Physiognomie eng mit Psychologie, Verhalten und spirituellen Konditionen verbunden ist, und daß unsere Erscheinung, Charakter und Schicksal radikal durch Ernährung und Lebensweise beeinflußt werden kann, wohingegen die Physiognomie ererbt ist.

Beide Werke hatten einen sehr starken Einfluß auf Ishizuka und so begann er selbst mit Studien und Experimenten, um die Gedanken am eigenen Leib zu überprüfen. Er war nicht nur in der Lage, seine Krankheit durch eine einfache, auf ungeschältem Reis basierende Nahrung zu heilen, sondern entwickelte darüberhinaus ein umfassendes, wissenschaftlich begründetes Werk über die Bedeutung von Nahrung und die Möglichkeit der Selbstheilung.

Er vermied in seinen Schriften die Begriffe Yin und Yang und wies statt dessen nach, daß Gesundheit und Langlebigkeit von einem ausgewogenen Verhältnis der Salze Kalium (Yin) und Natrium (Yang) im Körper abhängt, das die Körperfunktionen und die Aufnahmefähigkeit anderer Nährstoffe bestimmt. Nahrung ist der entscheidende Faktor für diese Ausgewogenheit, d.h. menschliche Gesundheit oder Krankheit hängt von der Ernährung ab.

Er folgerte auch, daß die körperliche Struktur und vor allem eine Analyse des Gebisses und des Verdauungstraktes darauf hinweisen, daß der Mensch ein „Getreidefresser" ist.

Ishizuka, der als der Begründer der modernen Makrobiotik angesehen werden kann, entwickelte aufgrund von traditionellen weltweiten Ernährungsweisen und eigenen Studien eine Ernährungstheorie, basierend auf ungeschältem Getreide, ergänzt durch Bohnen, frisches Gemüse, Samen und Nüssen, Algen, Fisch, Wild und einigen zusätzlichen Produkten. Diese Ernährungsweise ist dem biologischen Entwicklungsstand des

Menschen angemessen und ermöglicht ihm, in Einklang mit der Natur, seiner Umwelt und dem Kosmos zu leben.

Im Westen bekannt wurde die Makrobiotik allerdings erst durch Yukikazu Sakurazawa, der sich später George Ohsawa nannte, und der, nachdem er selbst durch diese Ernährungsweise von TBC geheilt worden war, das Werk Ishizukas fortführte. Ohsawa wendete den Namen Makrobiotik auf diese Ernährung und Philosophie an und verbreitete sie durch zahlreiche Reisen, Vorträge und ca. 300 Bücher in der ganzen Welt.

Michio Kushi, 1926 geboren, war ein Schüler Ohsawas und kam 1949 in die USA, um, wie seine geistigen Vorfahren, sein Leben der Verbreitung der makrobiotischen Lebensweise und Philosophie zu widmen. Er realisierte bald die Notwendigkeit, die Ernährungsweise den westlichen Bedürfnissen und Geschmäcken anzupassen, und es auch erst einmal zu ermöglichen, die wesentlichen naturbelassenen Nahrungsmittel verfügbar zu machen.

Aus diesen Ursprüngen hat sich eine weltweite makrobiotische Bewegung entwickelt. Überall finden sich Ost-West-Zentren als Sammelpunkte für all diejenigen, die an einer Veränderung ihres Lebens und an einer Entwicklung in Richtung Weltfrieden und Gesundheit interessiert sind. Dieses Buch ist ein Teil dieser Bewegung und gibt eine Möglichkeit, sich mit der ungewohnten Sichtweise vertraut zu machen, die dem Einzelnen eine Hilfe zur Selbstreflektion und -erkenntnis sowie einen Beitrag zum gegenseitigen Verständnis liefern kann.

Marlies McGuire,
Hamburg im September 1986

Vorwort

Bewußt-Sein ist der Beginn von Freiheit
Die Kunst des Bewußt-Seins ist die Kunst
Freiheit zu erfassen.
Jede Form von Leid entsteht aus Unwissenheit
Unwissenheit darüber, was ich bin,
Unwissenheit darüber, wer ich bin, was wir sind.
Die Kunst des Bewußt-Seins ist
das Enthüllen des Geheimnisses des Lebens.
Und es ist ein Weg zu Gesundheit,
Glück und ewigem Leben.

Dieses Buch ist für alle Menschen gedacht — für diejenigen, die sich nicht-professionell, aber auch professionell mit Medizin und den psychologischen und physiotherapeutischen Wissenschaften beschäftigen. Meine Absicht, die mich veranlaßt hat, dieses Buch zu schreiben, besteht darin, die grundlegenden Prinzipien und Formen der Diagnose vorzustellen, die angewendet werden können, ohne irgendwelche Methoden benützen zu müssen, die schädigend für das körperliche und geistige Wohlbefinden sind, wie sie von den modernen medizinischen Wissenschaften häufig vorgenommen werden.

Die Diagnoseart, die in diesem Buch vorgestellt wird, nennen wir „orientalische Diagnose". Das hat seinen Grund in der Tatsache, daß die Prinzipien, die diesen Diagnosekünsten zugrunde liegen, in Japan, Korea, China und Indien, in den dortigen religiösen, kulturellen und philosophischen Traditionen mehrere Jahrhunderte lang entwickelt und erhalten wurden. Man findet sie in dem „ Buch der Wandlungen" (I Ching), dem „Klassischen Werk des gelben Kaisers über innere Medizin" (Nei Ching), dem „Tao te King", der „Karaka Samhita", dem „Kojiki", dem „Nihon-Shoki" und zahlreichen anderen Klassikern in diesen Ländern und als eine kosmologischen Quelle des Hinduismus, Buddhismus, Zoroastianismus, Judaismus, Konfuzianismus, Taoismus und Shintoismus. Diese Prinzipien sind die Gesetze des Universums oder wir können auch sagen, die Ordnung des unendlichen Universums, welche ständig durch die Dimensionen dieses Universums wirkt: Hervorbringung, Veränderung, Zersetzung und Zerstörung aller Phänomene.

Als die Ordnung des Universums auf die metaphysischen Bereiche der Menschheit angewendet wurde, entwickelten sich die verschiedenen Religionen. Durch die Anwendung auf Naturerscheinungen entwickelten sich die Wissenschaften. Angewendet auf die menschlichen Beziehungen brachte es die Moralkodexe, Ethiken und Ökonomien hervor. Durch die Anwendung auf menschliche, ästhethische Ausdrucksformen entwickelten sich die Kulturen und Künste; und als sie auf die Gesundheitsprobleme bezogen wurde, entwickelten sich die verschiedenen Bereiche der medizinischen Künste, darunter auch die Diagnosekunst.

Jedoch sind diese Anwendungen — welche als ein Ganzes die Lebensweise der Menschen des Altertums und bis vor einigen Jahrhunderten das Leben im Orient bestimmten — verkümmert und verschwunden und zwar aufgrund der neu aufgekommenen, modernen Denkweisen und Technologien, die sich hauptsächlich auf analytischen, diskriminierenden und materiellen Sichtweisen gründen und die sich seit dem 16. Jahrhundert im Zuge der Verwestlichung der Welt rapide verbreitet und durchgesetzt haben.

Nach den Erfahrungen, die die moderne wissenschaftliche, technologische und materielle Zivilisation mit sich brachte, ist es klar geworden, daß die Existenz von Leben in seinem Kern auf diesem Planeten möglicherweise in Gefahr ist und zwar durch die rapide Degeneration der menschlichen Gesundheit in der modernen Welt; und es ist ebenso klar, daß die Wissenschaften, die sich mit der Untersuchung von Leben befassen, einschließlich des modernen medizinischen Ansatzes, unzulänglich sind, menschliches Wohlbefinden vor diesem universellen Verfall zu schützen.

Nicht nur interne Behandlungsmethoden und äußere chirurgische Mittel, sondern selbst die Techniken moderner Diagnose an sich, sind häufig gesundheitsgefährdend. Im Hinblick auf diese Zustände ist es absolut notwendig geworden, daß wir uns auf traditionelle Weisheit zurückbesinnen, die auf einem umfassenden Verständnis der Kosmologie basiert, und die Kunst der Gesunderhaltung und Diagnose mit einschließt, damit die Menschheit genesen kann — individuell und kollektiv.

Als es für mich als Student des Weltfriedens, durch Forschungen in politischen Wissenschaften klar wurde, daß die Rekonstruktion der Menschlichkeit ein grundlegender Faktor im Errichten der Grundlage für eine geeinigte Welt ist, begann ich die natürliche Ordnung der Menscheit zu studieren. Ermutigt wurde ich hierzu von Herrn George Oshawa, dem Pfarrer Toyohiko Kagawa, Prof. Shigeru Nanba und anderen — und entmutigt durch den Mangel an Lehren über eine Heilung der Menschheit in den modernen Erziehungseinrichtungen. So fing ich an, mich auf die Straßen von New York zu stellen und tausende von Menschen zu beobachten: ihren Körperbau, ihre Art zu gehen, ihre Ausdrucksweise, ihre Gesichter, ihr Verhalten und ihr Denken. In Restaurant, Theatern und Vergnügungsparks, Zügen und Untergrundbahnen, Geschäften und Schulen beobachtete ich die unzähligen Variationen der menschlichen Erscheinungen auf dieser Erde. Woche um Woche, Monat um Monat und Jahr um Jahr mit diesen Beobachtungen beschäftigt, wurde es im Laufe der Zeit offensichtlich, daß alle physischen, psychologischen, sozialen und kulturellen Manifestationen menschlicher Aktivität von der Umgebung und den Ernährungsgewohnheiten abhängen. Es wurde klar, daß selbst sogenannte Erbfaktoren nicht mehr sind, als die Auswirkungen der damaligen Umgebung, in der unsere Vorfahren lebten und dem, was sie als tägliche Ernährung befolgten.

Ich stellte fest, daß ich in Bezug auf Umgebung nicht nur die unmittelbaren Gegebenheiten wie Wetter, Klima, Jahreszeit, Stadt oder Land, sondern auch ein viel weiteres Spektrum der Einflüsse — bis hin zu den unendlichen Dimensionen des gesamten Universums, sowohl im Raum, als auch in Zeit — miteinbeziehen mußte, um ein Verständnis des Menschen zu erreichen. Ich bemerkte ebenso, daß ich in Bezug auf Nahrung nicht nur die täglichen, materiellen Speisen und Getränke, die wir mit dem Mund verzehren, zu berücksichtigen habe, sondern darüber hinaus auch die Welt der anorganischen Substanzen, des organischen, biologischen Lebens, die Atmosphäre, elektromagnetische Kräfte und alle möglichen Arten von Wellen und Strahlungen aus den unbekannten Tiefen des Universums. Das Begreifen des Zusammenhanges zwischen diesen Faktoren und unserer täglichen Verfassung, so bemerkte ich, war nur möglich durch das Verstehen der Ordnung des Universums und dessen Erscheinungen und nicht durch analytische und zerlegende Methoden der Forschung.

Seit dieser Zeit, mehr als 25 Jahre sind nun vergangen, habe ich hunderttausende von Menschen durch meine Tätigkeit als Lehrer, in Vorträgen, Seminaren und Konsultationen getroffen, mit denen ich den gemeinsamen Lebensweg zur Wiedererlangung der Gesundheit und Verwirklichung von völligem Wohlbefinden teile. Die Begegnung mit all diesen Menschen brachte ein tieferes Verständnis für die menschliche Natur zum Vorschein und ein weiters Verstehen der Kunst der Diagnose hat diese Kunst fortwährend weiter entwickelt. Die Information in diesem Buch ist nur eine Einführung in verschiedene wesentliche Methoden der Diagnose, die jeder anwenden kann. Einige von ihnen basieren auf klassischen Methoden und andere sind neu entwickelt und interpretiert, aufgrund meiner persönlichen Erfahrungen. Beim Schreiben dieses Buches habe ich so weit wie möglich den Gebrauch von technischen Begriffen vermieden zum Zwecke des leichteren Verständnis für viele Leser. Es ist mein Wunsch, daß dieses Buch einen Beitrag dazu leistet, daß jeder Leser die Grundbedingungen für seine eigene Gesundheit, die seiner Familie, Verwandten, Freunde und aller, denen er begegnet, zu verstehen lernt und daß es ein Anfang für die Gesellschaft zur Wiedererlangung völliger Gesundheit und Erschaffung von Frieden und Glück und der Verwirklichung einer friedlichen Welt, dient.

Dieses Buch wurde von Juni 1979 bis Januar 1980 diktiert, mit häufigen Unterbrechungen zwecks europäischer und amerikanischer Vortragsreisen, Seminaren, persönlichen Konsultationen und vielen anderen Aktivitäten. Diese Aktivitäten hatten zum Ziel, die evolutionäre Entwicklung der modernen Menschen durch das Verständnis der Ordnung des Universums zu fördern und den Gebrauch von natürlichen, gesundheitsfördernden Nahrungsmitteln, an makrobiotischen Prinzipien — das Äquivalent zur Ordnung des Universums — orientiert, verbreiten zu helfen. Die Assistentin, die die ursprüngliche Fassung des Buches getippt, redigiert und korrigiert hat, ist Olivia Oredson, gegenwärtig Direktorin für Unterricht am Kushi-Institut. Das Kushi-Institut ist eine Einrichtung zum Studium der Ordnung des Universums und seiner Anwendung für die Entwicklung der Menschheit. Ziel ist die Wiederherstellung der Gesundheit aufgrund verschiedener natürlicher Heilverfahren, basierend auf dem Verstehen der Natur der Menschheit und dem Schicksal der Menschheit in all ihren entscheidenden Domänen.

Wenn jeder Mensch jeden anderen liest
wird Liebe und Mitgefühl herrschen.
Wenn jeder Mensch die Eigenart der Natur liest,
wird Gesundheit und Frieden herrschen.
Ungeschriebene Worte leben überall
und sie erscheinen immer aufs neue aus dem Universum.
Wenn wir sie alle lesen, ohne ein einziges Wort auszulassen
Haben wir das Buch des Geheimnisses des ewigen Lebens geöffnet.

Michio Kushi
26. Dezember 1979

Reihenfolge bei der Erstellung einer Diagnose

1. Schritt: **Schicksal:** Ist die Person glücklich oder nicht und wird sie glücklich werden oder nicht?

2. Schritt: **Persönlichkeit:** Welche Art von Idealen, Lebensstil, Natur und Charakter hat die Person?

3. Schritt: **Konstitution:** Welch körperliche und geistige Konstitution hat sie?

4. Schritt: **Beschwerden:** Welche Beschwerden hat sie herausgebildet und leidet gegenwärtig daran?

5. Schritt: **Empfehlungen:** Welche Veränderungen sind nötig, um ihre Beschwerden in Gesundheit und Wohlbefinden zu wandeln?

6. Schritt: **Ausrichtung:** Wie sollte sie ihre Zukunft gestalten, um ihr Glück zu verwirklichen?

7. Schritt: **Inspiration:** Welche Anregungen sollten gegeben werden, um ihre unendlichen Möglickeiten von Glück zu entwickeln?

Inhalt

Teil I
Die Prinzipien der Diagnose

  1. Die Ordnung des Universums 13
     Anwendung der Ordnung des Universums 15
  2. Konstitution und Kondition 22
     Die Konstitution und ihr Aufbau 22
     Diagnose der konstitutionellen Typen 28
     Gegensätzliche und sich ergänzende Beziehungen 31

Teil II
Visuelle Diagnose

  1. Der Mund und die Zähne 49
     Der Mund und die Lippen 49
     Die Zähne 56
     Das Zahnfleisch und die Mundhöhle 60
     Die Zunge und das Zäpfchen 61
  2. Die Augen und die Augenbrauen 64
     Die Augenbrauen 64
     Die Augen 68
     Der Augapfel, die Iris und das Weiße im Auge 76
  3. Die Nase, die Wangen und die Ohren 84
     Die Nase 84
     Die Wangen 90
     Die Ohren 92
  4. Die Stirn 97
  5. Das Haar 103
  6. Die Hände 112
     Die Nägel 122
  7. Die Füße 126
  8. Hautdiagnose 137

  Nachwort 148
  Autor 151
  Literatur 152
  Adressen 153
  Index 154

Teil I

Die Prinzipien der Diagnose

1. Die Ordnung des Universums

Vom Meer zum Kontinent,
von der Wüste zum Berg,
von der Blume zum Tier,
vom Raum zur Zeit,
wird alles bestimmt
durch das universelle Gesetz.
Yin und Yang sind überall;
ohne sie existiert nichts,
und nichts verändert sich.

Alle Phänomene dieser Welt und auf dieser Erde sind Ausdruck des grenzenlosen Gesetzes des Universums, auch bezeichnet als das Gesetz der Wandlung und das Gesetz der Offenbarung. Aufgrund dieses Gesetzes manifestiert sich alles in dieser Welt aus dem grenzenlosen Meer der Nicht-Existenz und ebenso verschwindet alles wieder darin. Die Gesetze des Universums, in vereinfachter, moderner Form, können durch sieben Theoreme über die absolute Welt und zwölf Prinzipien über die relative Welt dargestellt werden, auch wenn sie alle Manifestationen der einen Unendlichkeit sind.

Die sieben Universellen Theoreme
1. Alles ist eine Differenzierung der einen Unendlichkeit.
2. Alles wandelt sich.
3. Alle Gegensätze ergänzen sich.
4. Nichts ist identisch.
5. Was eine Vorderseite hat, hat auch eine Rückseite.
6. Je größer die Vorderseite, um so größer ist die Rückseite.
7. Was einen Anfang hat, hat auch ein Ende.

Die zwölf Prinzipien der Relativität
1. In ihrem unaufhörlichen Wandel manifestiert sich die eine Unendlichkeit in sich ergänzende und gegensätzliche Tendenzen, in Yin und Yang.
2. Yin und Yang manifestieren sich fortwährend aus der ewigen Bewegung des einen unendlichen Universums.
3. Yin repräsentiert Zentrifugalkraft, Yang repräsentiert Zentripedalkraft. Yin und Yang zusammen erzeugen Energie sowie alle Phänomene.
4. Yin zieht Yang an, Yang zieht Yin an.
5. Yin stößt Yin ab, Yang stößt Yang ab.
6. Yin und Yang, vereint in unterschiedlichen Verhältnissen, erzeugen unterschiedliche Erscheinungen. Die Anziehung und Abstoßung zwischen den Phänomenen ist proportional zu dem Unterschied der Yin- und Yang-Kräfte.
7. Alle Phänomene sind vergänglich, ständig ihren Aufbau von Yin- und Yang-Kräften ändernd. Yin wandelt sich in Yang, Yang wandelt sich in Yin.

8. Nichts ist ausschließlich Yin oder ausschließlich Yang. Alles ist aus beiden Tendenzen in unterschiedlichen Graden zusammengesetzt.
9. Es gibt kein Neutrum. In jeder Erscheinung überwiegt entweder Yin oder Yang.
10. Großes Yin zieht kleines Yin an, großes Yang zieht kleines Yang an.
11. Extremes Yin erzeugt Yang, extremes Yang erzeugt Yin.
12. Alle physikalischen Erscheinungen sind im Zentrum Yang und an der Oberfläche Yin.

Beispiele für Yin und Yang

	YIN ▽	YANG △*
Attribut	Zentrifugalkraft	Zentripedalkraft
Tendenz	Ausdehnung	Zusammenziehung
Funktion	Zerstreuung	Verschmelzung
	Auflösung	Assimilation
	Trennung	Sammlung
	Zersetzung	Organisation
Bewegung	passiver, langsamer	aktiver, schneller
Schwingung	kurzwelliger, hochfrequenter	langwelliger, niederfrequenter
Richtung	aufsteigend und vertikal	absteigend und horizontal
Gewicht	leichter	schwerer
Temperatur	kälter	heißer
Licht	dunkler	heller
Feuchtigkeit	feuchter	trockener
Dichte	dünner	dicker
Größe	größer	kleiner
Gestalt	ausgedehnter und zerbrechlicher	zusammengezogener und härter
Form	länger	kürzer
Struktur	weicher	härter
Atomares Teil	Elektron	Proton
Elemente	N, O, P, Ca usw.	H, C, Na, As, Mg usw.
Umgebung	Schwingung ... Luft ...	Wasser ... Erde
Klima	tropisches Klima	kälteres Klima
Biologisch	mehr pflanzliche Qualität	mehr tierische Qualität
Geschlecht	weiblich	männlich
Organstruktur	eher hohl und ausgedehnt	mehr zusammengezogen, kompakt
Nerven	peripher, ortho-sympatisch	zentral, para-sympatisch
Verhalten	zurückhaltend, freundlich	mehr aktiv, aggressiv
Arbeit	mehr psychisch und geistig	mehr körperlich und sozial
Bewußtsein	mehr universell	mehr spezifisch
Geisteshaltung	eher zukunftsorientiert	eher vergangenheitsorientiert
Kultur	mehr spirituell orientiert	mehr materiell orientiert
Dimension	Raum	Zeit

* Zur Vereinfachung werden die Symbole ▽ für Yin und △ für Yang benutzt

Um die relativen Gesetze der relativen Welt zu verstehen, zeigen diese Klassifikationen praktische Beispiele für die beiden gegensätzlichen und sich ergänzenden Tendenzen Yin und Yang, wie sie in der relativen Welt auftreten. Diese Klassifikation der verschiedenen Kräfte und Tendenzen ist jedoch nur ein Beispiel für ähnliche Klassifikationen von Phänomenen. Universelle Relativität, also Yin und Yang, ist relativ in ihrer ureigensten Natur. Daher kann es keine absolute Klassifikation und Definition von Yin und Yang — gegensätzliche und sich ergänzende Faktoren — in irgendeiner Tabelle geben, eben wegen der jeder Substanz eigenen Natur des dynamischen Wandels und der komplexen Zusammensetzung. Viele andere Klassifikationen von relativen Kräften könnten aufgestellt werden: z. B. basierend auf Aktivität und Bewegung oder auf dem Schwingungs- und energetischen Charakter oder auf der physikalischen und materiellen Beschaffenheit.

Anwendung der Ordnung des Universums

Die Ordnung des Universums und ihre oben beschriebenen Prinzipien können direkt auf die Diagnosekunst angewendet werden, weil Menschen eine Form der biologischen und spirituellen Manifestationen auf diesem Planeten in diesem Universum sind. Die Anwendungen dieser Theoreme und Prinzipien können wie in den folgenden Ausführungen zusammengefaßt werden:

1. Alle körperlichen, geistigen und spirituellen Manifestationen der Menschen sind Manifestationen der Umwelt.
Veränderungen in unserer Umwelt haben Veränderungen in unseren körperlichen und geistigen Verfassungen zur Folge. Dies bezieht sich auf Änderungen in der mehr direkten, physischen Umwelt, also den atmosphärischen Zuständen wie Wetter, Klima, Jahreszeit, Monate und Stunden; wie auch auf Änderungen der kosmischen Strahlen, der Strahlungen, Wellen, Schwingungen, die von Himmelsbewegungen und aus den grenzenlosen Tiefen des Universums ausgehen.

2. Der Teil der Umwelt, der im Körper aufgenommen wird, bildet das innere Milieu im Ausgleich mit dem äußeren Milieu.
Alle Umweltfaktoren, die von unserem Körper aufgenommen werden — elektromagnetische Energie, Schwingungen, Luft, Wasser, Mineralien, sowie pflanzliches und tierisches Leben — bilden unsere innere Beschaffenheit, formen unsere Knochen-, Muskel- und Organstruktur durch das Erzeugen von Trillionen von Zellen. Das geschieht durch unsere Verdauungs- und Kreislauffunktionen im Zusammenhang mit unseren Atmungs-, Ausscheidungs- und Nerventätigkeiten.

3. Das Ausgleichen zwischen der externen und der internen Umwelt erzeugt den körperlichen und geistigen Zustand.
Es besteht ein konstanter Zusammenhang zwischen der äußeren Umwelt, die sich in räumlich und zeitlich unendliche Dimensionen erstreckt, und dem inneren Zustand,

der sich organisch aus den Substanzen der äußeren Umwelt zusammensetzt und von diesen erzeugt wird. Wenn nun dieses Zusammenwirken entweder ungewöhnlich überaktiv oder schwach wird, verursacht dies Störungen der körperlichen und geistigen Verfassungen und Aktivitäten. Wenn die ausgehende Energie größer ist als die hereinkommende, manifestiert sich das sowohl in den Prozessen von Wachstum und Reife, wie auch als ausgedehnte überaktive organische Beschwerden. In den Fällen, in denen die ausgehende Energie geringer als die einströmende Energie ist, manifestiert sich dies als alternde und zusammenziehende, schwach aktive Verfassung der Organe.

4. Körperliche Erscheinungen können als Konstitution (Veranlagung) und Kondition (Zustand) klassifiziert werden.

Die Konstitution wird durch die genetisch bedingten Faktoren, die man von den Eltern und Vorfahren erhält sowie von der Entwicklung der Schwangerschaft und der Wachstumsperiode geformt. Die Entwicklung vor und nach der Geburt ist in erster Linie eine Wiederholung des gesamten Prozesses der biologischen Evolution von der Einfachzelle zum komplexen menschlichen Wesen. Konstitution bezeichnet somit unseren grundlegenden Charakter und unsere Neigungen.

Die Einflüße, die wir tagtäglich verarbeiten, sowie auch jene der letzten sieben Jahre, und mehr noch die der vergangenen drei bis vier Monate, formen unsere Kondition. Hierunter fällt auch die tägliche Aufnahme von Essen und Trinken.

Obwohl alle Faktoren unserer Konstitution und Kondition veränderbar sind, ändert sich die Konstitution sehr viel langsamer, während die Kondition sich rasch mit täglichen körperlichen und geistigen Variationen ändert.

5. Es gibt in unserer körperlichen und geistigen Konstitution und Kondition zahlreiche gegensätzliche und sich ergänzende Beziehungen.

Da alles aus gegensätzlichen und sich ergänzenden Faktoren und Tendenzen, also aus Yin und Yang, zusammengesetzt ist, und alles aufgrund der wechselnden Beziehungen zwischen diesen gegensätzlichen Faktoren und Tendenzen funktioniert, sind auch die menschlichen körperlichen und geistigen Erscheinungen aus diesen beiden Kräften entstanden und funktionieren nach ihren Gesetzmäßigkeiten. Beispiele sind in der folgenden Tabelle aufgelistet:

Strukturen

Mehr YIN ▽	Mehr YANG △
Körper	Kopf
Vorderseite des Körpers und Kopfes	Rückseite des Körpers und Kopfes
weiche Partien	harte Partien
ausgedehnte Organe	zusammengezogene Organe
äußere Körperteile	innere Körperteile
obere Stellen	untere Stellen

Funktionen

Mehr YIN ▽	Mehr YANG △
Nervenfunktionen im allgemeinen	Verdauungsfunktionen im allgemeinen
elektromagnetische Meridianfunktionen	flüssige Kreislauffunktionen
Symphatische Nervenfunktionen	Parasympathische Nervenfunktionen
weibliche Funktionen	männliche Funktionen
Ausscheidungsfunktionen	Aufnahmefunktionen
aufsteigende Bewegung	absteigende Bewegung
trennende, zentrifugale Bewegung	zusammenfügende, zentripetale Bewegung
ausdehnende Bewegung	zusammenziehende Bewegung
ausatmende Funktion	einatmende Funktion
flexible Bewegung	unflexible Bewegung
langsamere Bewegung	schnellere Bewegung

Diese Teile des Körpers und die Funktionen gleichen sich gegenseitig in ihrer strukturellen Gestaltung und ihren tätigen Funktionen aus, gemäß den erwähnten zwölf Prinzipien der Relativität.

6. Nahrungsmittel, die das innere Milieu bilden, kann man nach ihren gegensätzlichen und sich ergänzenden Beziehungen auflisten.
Nahrungsmittel besitzen die Eigenschaften, die oben aufgeführten gegensätzlichen und sich ergänzenden Funktionen hervorzurufen, und somit stimulieren sie bestimmte Teile des Körpers und bewirken bestimmte Funktionen. Die Art der Klassifizierung ist in der Tabelle auf der folgenden Seite beschrieben.

7. Nahrungsmittel mit Yin-Qualität erzeugen Yin-Strukturen und -Funktionen, während Nahrungsmittel mit Yang-Qualität Yang-Strukturen und Funktionen erzeugen.
Unsere Kondition ändert sich täglich in Abhängigkeit von der Qualität unseres Essens und Trinkens, also unserer täglichen Ernährungsweise. Essen und Trinken verursachen Veränderungen in der Blutqualität und den nervlichen Reaktionen, was langfristig zu strukturellen Veränderungen führt und kurzfristig zu funktionellen Veränderungen. Einfache Beispiele hierfür:
Die Ausdehnung von Adern und starke Ausscheidungen von Schweiß und Urin (Yin-Funktionen) als Ergebnis von übermäßiger Flüssigkeitsaufnahme (Yin) — und das Zusammenziehen der Gewebe, Nerven und Gefäße (Yang-Funktion), verursacht durch übermäßigen Verzehr von Salz (Yang). Es gibt zahlreiche Variationen in den Reaktionen, Wirkungen und Stärke der Einflüsse, sowohl von Yin als auch von Yang, bedingt durch die vielen Arten, Kombinationen und Methoden der Zubereitung von Essen und Trinken. Außerdem sind körperliche und geistige Tätigkeiten ebenfalls Faktoren, die eine mehr Yang-Kondition anregen, während Ausruhen und Schlafen, vor al-

lem in Verbindung mit übermäßigem Konsum von Essen und Trinken, zu einer Yin-Kondition führen.

YIN ▽   **Ausdehnung,   Differenzierung,   nach   außen   gerichtet**

Die meisten Medikamente   starke atmosphärische Hitze
Verschiedene Drogen, Halluzinogene
Chemische Zusätze, Konservierungsstoffe, Farbstoffe, Insektizide
Alkohol
Raffinierter Zucker
Aromatische und anregende Getränke (Pfefferminztee, Kaffee, Kamillentee usw.)
Gewürze (Pfeffer, Senf, Curry, Basilikum, Muskat usw.)
Öle
Früchte tropischen Ursprungs (Papaya, Mango, Ananas, Banane usw.)
Früchte gemäßigt klimatischen Ursprungs (Kirschen, Beeren, Melonen, Äpfel,
Birnen, Pfirsiche usw.)
Milch und Sahne
Gemüse primitiveren und tropischen Ursprungs (Hefe, Moos, Pilze, Kartoffel,
Tomate, Aubergine, Spargel, Avocado, Farn usw.)
Blättrige Gemüse
Runde Gemüse (Kürbis, Zwiebel usw.)   wärmere
Wurzelgemüse   Zone
Algen   und
Nüsse   Klima
Bohnen aus wärmeren klimatischen Zonen   gemäßigtere
Bohnen aus kälteren klimatischen Zonen   Zone   kältere
Samen   und Klima   Zone
Getreide   und
Meeresfrüchte primitiverer Natur   Klima
Fisch — neuzeitliche Spezies
Amphibienfleisch   Ausgleichslinie
Reptilienfleisch
Geflügel
Käse
Säugetierfleisch
Eier
Kaviar
Salz   starke atmosphärische Kälte

YANG △   Zusammenziehung, Kondensierung, nach innen gerichtet

18

8. Das Prinzip der fünf Ebenen der Umwandlung von Energie.

In dieser Welt tritt Energie in verschiedenen Erscheinungsformen auf und umfaßt damit alle relativen Phänomene. All diese Phänomene, als vorübergehende Erscheinungen von Energie manifestiert, können in fünf generelle Stadien der Umwandlung zwischen Ausdehnung (Yin) und Zusammenziehung (Yang) klassifiziert werden. Diese fünf Stadien sind (1) aufwärtsgehende, ausdehnende Bewegung, (2) starke Ausdehnung und aktive Bewegung, (3) Kondensierungsprozeß, (4) verfestigendes Stadium, (5) schmelzendes und fließendes Stadium. Diese Stadien können durch den Gebrauch von charakteristischen Merkmalen des täglichen Lebens erklärt werden:

Energie	Beispiel
1. aufsteigende, ausdehnende Bewegung	Gasförmiges Stadium — Baum
2. starke Ausdehnung, aktive Bewegung	Plasma-Stadium — Feuer
3. Kondensierungsprozeß	halbverdichtetes Stadium — Erde
4. verfestigendes Stadium	festes Stadium — Metall
5. schmelzendes und fließendes Stadium	flüssiges Stadium — Wasser

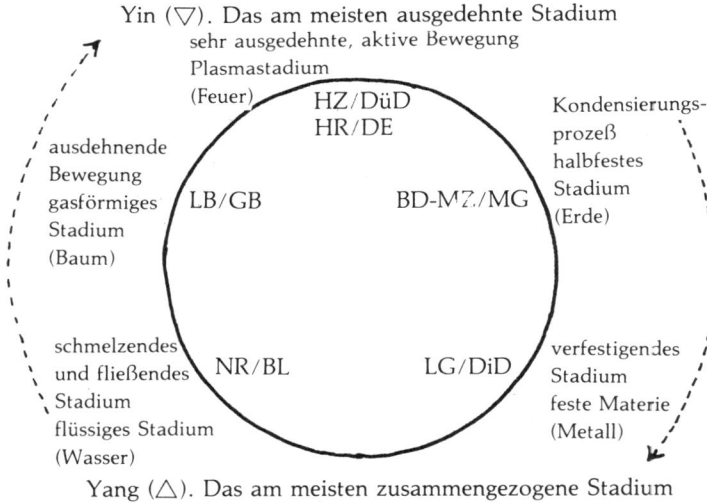

Yin (▽). Das am meisten ausgedehnte Stadium

sehr ausgedehnte, aktive Bewegung
Plasmastadium
(Feuer)   HZ/DüD
               HR/DE
                                    Kondensierungs-
                                    prozeß
ausdehnende   halbfestes
Bewegung   Stadium
gasförmiges   LB/GB   BD-MZ/MG (Erde)
Stadium
(Baum)

schmelzendes   verfestigendes
und fließendes NR/BL   LG/DiD   Stadium
Stadium   feste Materie
flüssiges Stadium   (Metall)
(Wasser)

Yang (△). Das am meisten zusammengezogene Stadium

Abb. 1: Die fünf Ebenen der Umwandlung von Energie

LG/GB — Leber- und Gallenblase

HZ/DÜD — Herz und Dünndarm
HR/DE — Herzregler und Dreifacher
Erwärmer (Kreislauf- und Hitze-
Stoffwechsel)

BD-MZ/MG — Bauchspeicheldrüse,
Milz, Magen
LG/DiD — Lunge und Dickdarm
NR/BL — Niere und Blase

Diese fünf Stadien sich wandelnder Energie spiegeln auch die energetischen Funktionen der verschiedenen Organe und Meridiane wieder. (Abb. 2)

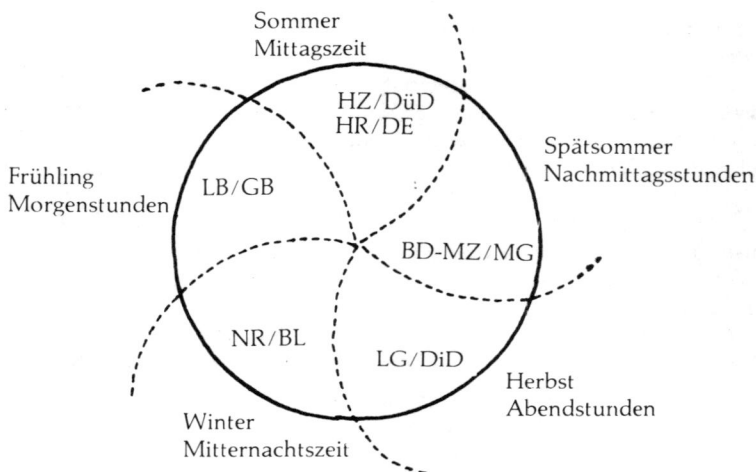

Abb. 2: Fünf fortschreitende Energiestufen abhängig von der Jahres- und Tageszeit

Diese Energiezustände stehen außer mit dem jahreszeitlichen Energiewandel auch noch mit den monatlichen, mondabhängigen und täglichen Energieveränderungen sowie umweltbedingten Verhältnissen im Zusammenhang. Sie beschreiben ebenso psychische Verfassungen und Auswirkungen von Ernährung. Die Tabelle der Energiezustände, die folgt, ist direkt mit dem Studium der Diagnose verbunden. Die Nahrungsmittel in dieser Tabelle nähren und aktivieren die Organe und Funktionen derselben Kategorie. Zum Beispiel können Weizen, Gerste, junge Blattgemüse und Sprossen die Funktion von Leber und Gallenblase nähren und anregen. Genauso treten körperliche Störungen offensichtlicher als Symptome in den aufgeführten Merkmalen derselben Kategorie auf. Störungen der Lunge und des Dickdarms z. B. zeigen sich viel klarer in der Nasen- und Hautbeschaffenheit, ebenso wie im Atem. Sie rufen auch eine blasse Gesichtsfarbe, ,,fischige'' Ausdünstung und andere Erscheinungen wie Husten und laufende Nase hervor. Zur gleichen Zeit verursachen sie Veränderungen in der Stimme, und psychisch resultieren sie in Weinen, Depression oder Trauer.

Weiterhin können wir durch den Gebrauch dieser Tabelle körperliche Zustände leichter diagnostizieren. Zum Beispiel: befindet sich das Haupthaar in einer ungewöhnlichen Verfassung (buschig oder dünn), oder treten Schmerzen und Beschwerden in den Knochen auf, oder Störungen in den Ohren oder der Hörfähigkeit, deutet dies auf schwerwiegende Probleme in den Nieren und der Blase oder in den Ausscheidungsfunktionen hin.

Die fünf Umwandlungsstadien von Energie

	A	B	C	D	E
Energie:	aufsteigend	sehr aktiv	absteigend	verfestigend	fließend
Beispiele:	Gas	Plasma	Versteifung	fest	flüssig
	Baum	Feuer	Erde	Metall	Wasser
Organ, Energie:	Leber Gallenblase	Herz, Dünndarm	Bauchspei-cheldrüse, Milz, Magen	Lunge, Dickdarm	Nieren, Blase
Richtung:	Ost	Süd	Zentrum	West	Nord
Jahreszeit:	Frühling	Sommer	Spätsommer	Herbst	Winter
Mondphase:	zunehmender Halbmond	Vollmond	dunkler Mond	abnehmender Halbmond	Neumond
Tageszeit:	Morgen	Mittag	Nachmittag	Abend	Nacht
Klima:	windig	heiß	feucht	trocken	kalt
Getreide:	Weizen, Gerste	Mais	Hirse	Reis	Buchweizen
Gemüse:	Sprößlinge, aufwärts-wachsende Pflanzen	sehr große Blattgemüse	runde Pflanzen	zusammen-gezogene, kleine Pflanzen	Wurzel-pflanzen
Obst:	Frühlings-obst	Sommerobst	Spätsommer-obst	Herbstobst	Winter- und Trockenobst
Geruch:	ölig, fettig	brennend	wohlriechend	fischig	verwesend
Geschmack:	sauer	bitter	süß	scharf	salzig
Körperteile:	Gewebe	Blutgefäße	Muskeln	Haut	Knochen
Körper-endungen:	Nägel	Körperhaar und Gesichts-farbe	Brüste, Lippen	Atem	Kopfhaar
Hautfarbe, (Tönung):	blau, grau	rot	gelb, milchig	blaß	schwarz, dunkel
Körper-flüssigkeit:	Tränen	Schweiß	Geifer	Schnupfen	Speichel
Reaktionen:	gespannt	besorgt	schluchzend	hustend	zitternd
5 Stimmen:	brüllend	sprechend	singend	weinend	stöhnend
5 Funktionen:	Farbe	Geruch	Geschmack	Stimme	Flüssigkeit
psycho-logische Reak-tionen:	Ärger, Auf-regung	Lachen, Redefreudig-keit	Unentschlos-senheit	Trauer, Depression	Angst, Un-sicherheit

Die Tabelle zeigt die Veränderungen der Umwelt, bedingt durch jahreszeitliche, mo-natliche, tägliche und atmosphärische Gegebenheiten. Dementsprechend kann die Diagnose erstellt werden. Wenn ein Fieber regelmäßig zu einer bestimmten Stunde auf-tritt oder an einem bestimmten Tag im Monat oder zu einer bestimmten Jahreszeit, deutet dies darauf hin, daß das Organ, das in der gleichen Kategorie aufgeführt ist, die primäre Ursache der Störung ist. Zum Beispiel: Tritt eine Krankheit bei feuchtem Klima vor allem am Nachmittag eines wolkigen Tages auf, deutet das darauf hin, daß Milz und Magen als hauptsächlich betroffene Organe eine Rolle spielen.

Um zur Linderung dieser körperlichen und geistigen Probleme beizutragen, kann hier eine Änderung der Ernährung empfohlen werden, die diese Nahrungsmittel verwendet, die zur gleichen Kategorie gehören, und diejenigen vermeidet, die in der gegenüberliegenden Kategorie aufgelistet sind. Zum Beispiel: Bei Diabetes, bedingt durch die Funktion der Bauchspeicheldrüse, würde als wichtiger Teil der Ernährung ein erhöhter Konsum von Nahrungsmitteln wie Hirse und runde Gemüse — Kohl, Kürbis, harter Squash und andere — empfohlen werden.

2. Konstitution und Kondition

Die Konstitution und ihr Aufbau

Die menschliche körperliche und geistige Konstitution wird durch folgende Einflüsse geformt:
— Erbfaktoren der väterlichen und mütterlichen Fortpflanzungszellen;
— geistige und körperliche Einflüsse durch die Mutter während der Schwangerschaft;
— Nahrung im weitesten Sinne, d. h., Ernährung und Umwelteinflüsse während des Wachstums und nach der Geburt.

Im Zusammenhang mit diesen, die Konstitution formenden Einflüsse müssen die folgenden Faktoren für die Diagnose in Betracht gezogen werden, damit die Verfassung oder Kondition und das Schicksal jedes einzelnen verstanden werden kann:
A. Die Verfassung der Eltern und Vorfahren;
B. Die Qualität der Erbanlagen;
C. Der Zeitpunkt der Empfängnis und der Geburt;
D. Der Ort der Geburt und des Aufwachsens;
E. Die Ernährung der Mutter während der Schwangerschaft und die Ernährung während der Wachstumsperiode;
F. Familäre, soziale und kulturelle Einflüsse.

Im folgenden sollen diese Faktoren im einzelnen untersucht werden.

A. Die Verfassung der Eltern und Vorfahren

Wenn die Eltern und Vorfahren geistig und körperlich mehr physisch-praktisch orientiert waren und sind — ihre tägliche Arbeit und Lebensweise mit eingeschlossen — werden ihre Nachkommen ähnliche Tendenzen haben, vorausgesetzt, es gab keine bedeutenden Veränderungen in der Nahrung, des Wohnsitzes und sozio-kultureller Einflüsse vor und während der Schwangerschaftsperiode. Auf der anderen Seite werden mehr geistig und spirituell orientierte Vorfahren und Eltern eher Nachkommen hervorbringen, die durch ähnliche geistige und spirituelle Tendenzen charakterisiert sind. Diese ähnlichen Charakteristika sind besonders auffällig, wenn die Familie ungefähr gleiche Traditionen und Lebensweisen unter ähnlichen klimatischen Bedingungen und ähnlichen Ernährungsgewohnheiten durch viele Generationen hindurch beibehalten hat.

B. Die Qualität der Erbanlagen

Die Fortpflanzungszellen — besonders die Qualität des Spermas und des Eies kurz vor der Befruchtung — sind ein fundamentaler Faktor für die Entwicklung der zukünftigen körperlichen und geistigen Erscheinung. Nicht nur DNA, RNA und andere genetische Faktoren, sondern auch die Qualität der Schwingungen, der Energie, des ernährungsbedingten Aufbaus und andere grundlegende Faktoren der Fortpflanzungszellen stehen am Anfang menschlicher Entwicklung. Im Zusammenhang mit diesen Einflüssen kommen die folgenden Prinzipien zur Anwendung:

1. Das Geschlecht des Kindes

Im Falle, wo das Sperma aktiver ist als das Ei, wird ein weibliches Kind eher wahrscheinlich sein; während im Falle, wo das Ei energetischer ist, ein männliches Kind eher das Resultat sein wird.

2. Die Hauptsysteme des Kindes.

Das Sperma des Vaters hat einen sehr starken Einfluß auf das Nervensystem, während das Ei der Mutter mehr Einfluß auf das Verdauungs- und Fortpflanzungssystem ausübt. Somit wird die Konstitution des Neugeborenen sich durch das Zusammenspiel der Nerven-, Verdauungs- und Reproduktionsfunktionen darstellen, gemäß der Unterschiede in der Qualität der Fortpflanzungszellen.

3. Die Hauptorgane im Körper des Kindes

Der väterliche Einfluß durch sein Sperma erscheint tendenziell mehr auf der linken Seite des Gesichts und des Körpers des Kindes, d. h., in der linken Lunge, der linken Herzhälfte, der Milz, Bauchspeicheldrüse, Magen, der linken Niere, der linken Seite des Dünndarms, dem absteigenden Dickdarm und dem linken Eierstock bzw. Hoden. Der mütterliche Einfluß durch das Ei manifestiert sich mehr auf der rechten Hälfte des Kopfes und des Körpers, in der rechten Lunge, der rechten Herzhälfte, der Leber, Gallenblase, der rechten Niere, dem Zwölffingerdarm, der rechten Seite des Dünndarms, dem aufsteigenden Dickdarm und dem rechten Eierstock bzw. Hoden.

4. Die geistige und körperliche Natur des Kindes

Der väterliche Einfluß erscheint mehr im intellektuellem, sozialen und ideologischen Charakter des Kindes, während der mütterliche Einfluß mehr im körperlichen, sensorischen und emotionalen Charakter seinen Ausdruck findet.

C. Der Zeitpunkt der Empfängnis und der Geburt

Der Zeitpunkt der Empfängnis und der Geburt spielt eine große Rolle für die körperliche und geistige Konstitution. In den traditionellen Lehren orientalischer und westlicher Astrologie wurde dies als eine Möglichkeit betrachtet, das Schicksal zu erkennen. Praktisch gesprochen: Jahreszeitliche atmosphärische Bedingungen, wie die elektrische Spannung des Bodens, des Wassers und der Luft, sowie Strahlungen, Wellen und andere Schwingungen, die durch Bewegungen am Himmel erzeugt wurden, üben verschiedene Einflüsse auf die körperliche und psychologische Verfassung der Eltern aus und beeinflussen deren Vitalität und die Qualität von Sperma und Ei. Zusätzlich dazu verändern sich entsprechend den Jahreszeiten und Monaten auch die Ernährungsmuster, was sich in unterschiedlicher Blutqualität, die wiederum die Fortpflanzungszellen bildet, auswirkt.

Diese Ernährungsänderungen setzen sich in der Schwangerschaft fort, je nach jahreszeitlicher Entwicklung entweder von einer heißen zu einer kalten oder von einer kalten zu einer heißen Periode — orientiert an den Bewegungen der Erde, der Sonne, des Mondes und anderer Planeten. Diese klimatischen Veränderungen haben einen großen Einfluß auf die Ernährungsweise der Mutter während der neun Monate. Deshalb wird ein Kind, das im Frühling geboren wurde, eine körperliche und geistige Konstitution haben, die der Konstitution eines Kindes, das im Herbst geboren wurde, entgegengesetzt ist (Abb. 3).

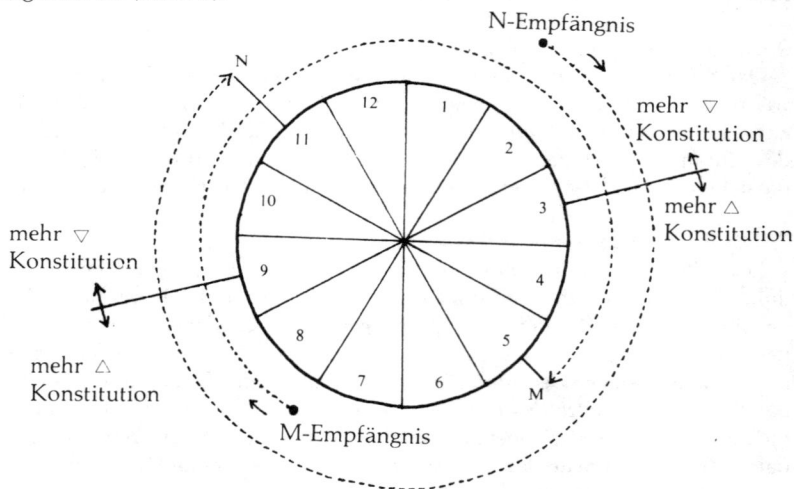

Abb. 3: Zeitpunkt der Geburt und biologische Konstitution

Die Zahlen 1 bis 12 stehen für die Monate Januar bis Dezember. Die Person M, im Mai geboren, begann ihre Embryonal-Entwicklung im frühen August, während die Person N, im November geboren, ihre Entwicklung im frühen Februar begann.

1. Jemand, der im Mai geboren ist, vollzog seine embryonale Entwicklung vom August des vorherigen Jahres durch den Winter und Frühling hindurch. Während dieser Zeit hat seine/ihre Mutter Nahrung zu sich genommen, die für die Herbst- und Winterzeit angemessen war, d. h., mehr salzige, gekochte Nahrung und weniger leicht verderbliche Lebensmittel und in den meisten Fällen auch mehr tierische Produkte. Auf der anderen Seite wird eine Person, die im November geboren ist, durch die mütterliche Ernährungsweise während der Schwangerschaft mehr frühlings- und sommergemäße Nahrung erhalten haben, d. h., weniger Salz und weniger Gekochtes, sehr wahrscheinlich mehr Obst, Säfte, Süßes und Flüssigkeit. Diese beiden Menschen haben deshalb verschiedene biologische Entwicklungs-Geschichten.

Während der neunmonatigen Schwangerschaft haben sich ihre Konstitutionen entwickelt, während fast dreimilliarden mal ihr Gewicht zunahm, die gesamte biologische Evolution von der Einfachzelle bis zum Auftauchen des Lebens aus dem Wasser wiederholend. Ihre Unterschiede sind gegensätzlich und ergänzend.

2. Dementsprechend hat jede Person eine Konstitution, die zu der einer Person, die im entgegengesetzten Monat und Jahreszeit geboren wurde, entgegengesetzt und ergänzend ist. Diese Unterschiede können als unterstützende Tendenzen dienen, obwohl diese beiden Menschen oft Schwierigkeiten haben könnten, einander zu verstehen. Personen, im gleichen Monat oder der gleichen Jahreszeit geboren, teilen ähnliche körperliche und geistige Konstitutionen und Tendenzen. Sie können einander viel leichter verstehen, obgleich ihre gegenseitige Anziehung geringer sein kann, als zwischen Leuten, deren Geburtsdaten in sehr unterschiedlichen Monaten und Jahreszeiten liegen.

3. Es ist nicht verwunderlich, daß Menschen, die im gleichen oder ähnlichen Monat oder Jahreszeit geboren sind, auch gleiche oder ähnliche körperliche und geistige Beschwerden haben. Eher jedenfalls, als Menschen, die in sehr verschiedenen Monaten und Jahreszeiten geboren sind:

— Unter denen, die im Frühjahr und Sommer geboren sind, besteht eine größere Wahrscheinlichkeit, Bronchitis, Lungentuberkulose und andere Krankheiten der Atmungsorgane zu entwickeln, sowie Nierenbeschwerden, Störungen im Ausscheidungssystem und Herz- und Kreislaufbeschwerden.

— Unter denen, die im Herbst und Winter geboren sind, herrscht die Tendenz, Beschwerden des Verdauungssystems zu entwickeln, vor allem Störungen in der Leber, der Gallenblase, der Milz, Bauchspeicheldrüse und Dünndarm, sowie Krankheiten wie Diabetes, Verstopfung, Durchfall, Magen- und Zwölffingerdarmgeschwüre und Krankheiten, die mit diesen Organen in Verbindung stehen sowie nervöse Beschwerden.

Diese Unterschiede im Zeitpunkt der Empfängnis und Geburt können in zwei große allgemeine Gruppen aufgeteilt werden: frühlings- und sommergeborene Wesensart und herbst- und wintergeborene Wesensart. Die Trennungspunkte fallen in den frühen März und den frühen September.

D. Der Ort der Geburt und des Aufwachsens

Der Ort der Geburt und des Aufwachsens ist wichtig bei der Betrachtung von allgemeinen körperlichen und geistigen Tendenzen. Umwelt- und klimatische Bedingungen beeinflussen sehr stark die Ernährungsgewohnheiten während der Schwangerschaft und des Wachstums nach der Geburt. Es gibt entscheidende Nahrungsunterschiede zwischen denen, die in einem warmen Klima geboren und aufgewachsen sind, und denen, die in einem kalten Klima geboren und aufgewachsen sind. Die Ersteren tendieren dazu, mehr leichtes, weniger gekochtes Essen, einschließlich Gemüse, Obst und Säften, sowie Süßes zu sich zu nehmen, während die Letzteren mehr salziges, sowie gut gekochte Getreide, Bohnen und Gemüse mit mehr tierischen Produkten essen.

Solche Unterschiede bestehen ebenfalls zwischen Personengruppen, die aus Küstengebieten stammen, und denen, die in der Ebene oder im Gebirge leben. Diejenigen, die in Küstennähe geboren und aufgewachsen sind, tendieren dazu, mehr Meeresfrüchte und -tiere zu essen. Diejenigen, die im Gebirge leben, tendieren mehr zu länger gekochter Nahrung und die Menschen aus der Ebene haben eine eher durchschnittliche Ernährungsweise.

Man kann auch wichtige Unterschiede zwischen Menschen, die auf dem Land geboren sind, und den in der Stadt Geborenen erkennen. Wer in der Stadt geboren und aufgewachsen ist, hat, besonders in der heutigen Zeit, mehr in Massen produzierte, kommerziell hergestellte Nahrung zu sich genommen, während jene, die auf dem Land geboren und aufgewachsen sind, eher naturbelassene Nahrungsmittel aßen.

Aus diesen Unterschieden, die sich aus dem unterschiedlichen Ort der Geburt und des Heranwachsens ergeben, entwickeln sich verschiedene körperliche und geistige Konstitutionen, die bestimmte Tendenzen für bestimmte Beschwerden zeigen:

Ort der Geburt und Kindheit	Potentielle Beschwerden
Nördlichere, kältere Regionen, Gebirge	Hautkrankheiten, Ablagerung von Schleim und Fett, Bildung von Tumoren und Wucherungen, Leber- und Gallenblasenprobleme.
Südlichere, wärmere Regionen, küstennahe Gebiete	Störungen im Darm, den Lungen, den Nieren sowie Erkrankungen der Fortpflanzungsorgane und Nervenkrankheiten, einige Hautkrankheiten und Tumore, Lähmung und Arthritis.
Städtische Gebiete	Komplizierte Krankheiten, besonders von Darm-, Lungen- und Nervenfunktionen, sowie Störungen der Fortpflanzungsorgane.
Ländliche Gegenden	Einfachere und klarer erkennbare Störungen, sehr wenig Erkrankungen der Verdauungs- und Fortpflanzungsorgane sowie der Nerven.

E. Die Ernährung während der Schwangerschaft und der Wachstumsperiode

Die Qualität der Nahrung während der Schwangerschaft hat einen entscheidenden Einfluß auf die Bildung der Konstitution. Sie bestimmt alle Körpermerkmale und -strukturen, den Charakter und die Persönlichkeit, die Kapazität und Funktionstüchtigkeit der Organe und Drüsen. Allgemeine Tendenzen sind wie folgt:

Die Art der gegessenen Nahrung	Tendenzen
Getreide, Bohnen und gekochtes Gemüse	Ein allgemein harmonischer Stoffwechsel, körperlich und geistig aktiv und ausgeglichen, weniger Erkrankungen, stärker intuitive und ästhetische Natur.
Gemüse, überwiegend wenig gekocht roh	Eher sanft und skeptisch, Hautbeschwerden und Störungen der Atmungs- und Ausscheidungsfunktion, chronische Darmbeschwerden.
Obst, Säfte und Nüsse	Eher sentimental, nervös und empfindlich, kritische Natur, Störungen und Tendenzen zu Schwäche in Darm- und Verdauungsfunktionen und Fortpflanzungsorganen.
Milchprodukte	Eher sanfter, langsamer Geist, schwerfällige Reaktionen, Hautkrankheiten, Bildung von Schleim und Fett, Herz- und Kreislaufstörungen, Leber-, Gallenblasen- und Milzprobleme, Störungen der Fortpflanzungsorgane, stärkere Zysten-, Tumor- und Krebsbildung
Fleisch, Geflügel und Eier	Eher starrköpfig und eigensinnig, Entschlossenheit, stärker materiell interessiert, scharfe Sinneswahrnehmung, mehr praktische Fähigkeiten, Herz- und Kreislaufstörungen, Dünndarm- und Verdauungsbeschwerden, Tumor- und Krebsbildung.
Zucker, Honig und andere Süßigkeiten	Geistige Täuschungen, Schizophrenie, Nervosität, Fettleibigkeit, Diabetes, Hautkrankheiten, zahlreiche Störungen in den Sinnesorganen und dem Nervensystem, chronische Verdauungsstörungen, Nieren- und Ausscheidungsprobleme, geschwächte Fortpflanzungsfähigkeit.
Gewürze und Anregungsmittel	Reizbarkeit, emotionale Unsicherheit, unnormaler Blutdruck, Herz- und Kreislaufstörungen, Nieren- und Ausscheidungsbeschwerden, Unregelmäßigkeiten in den Fortpflanzungsfunktionen.

F. Familiäre, soziale und kulturelle Einflüsse

Die traditionelle Lebensweise, wie sie innerhalb der Familien, der unmittelbaren Gemeinschaften und im größeren kulturellen Zusammenhang praktiziert wurde, einhergehend mit dem Einfluß der Erziehungssysteme, spielte eine wichtige Rolle in der Bildung der körperlichen und geistigen Konstitution. Diese Regeln bestimmen die Art der Nahrungsaufnahme nach gewissen traditionellen Mustern, ebenso wie die Art der Verhaltensregeln und die Art des Denkens.

Zum Beispiel haben Einwanderer in Nordamerika die Tendenz, traditionelle Eß- und Verhaltensgewohnheiten, wie sie in ihren ursprünglichen Ländern praktiziert wurden, in der ersten und zweiten Generation in Amerika beizubehalten. Ebenso haben Religionen wie Katholizismus, Protestantismus, Buddhismus, Islam, Judaismus, Hinduismus, Taoismus und Konfuzianismus traditionelle Einflüsse auf Ernährungsgewohnheiten, moralisches und ethisches Verhalten. Anhänger des Buddhismus tendieren dazu, mehr Getreide und Gemüse zu essen, während Protestanten vielfältige Ernährungsgewohnheiten befolgen. Der jüdische Glaube beinhaltet bestimmte Ernährungsgewohnheiten, und Anhänger des Islam tendieren zu öligeren und schärferen Speisen.

Auch Erziehung kann zur Änderung von Eßgewohnheiten und sozialen Normen führen. Während jene, die weniger Bildung erhalten, dazu tendieren, traditionelle familiäre Lebensweisen weiter zu befolgen, tendieren jene, die mehr Bildung erhalten, dazu, ihr ernährungsmäßiges und soziales Verhalten aufzulockern und zusätzliche Nahrungsmittel zur traditionellen Ernährung zu sich zu nehmen. Daher trägt auch der Grad des Wohlstandes eines Landes oder einer Gesellschaft zu Veränderungen in den Eßgewohnheiten und dem sozialen Verhalten der Bevölkerung bei. Als ein Ergebnis ändern sich die körperlichen und geistigen Konstitutionen der Menschen rapide in dem Maße, wie sich auch die modernen Erziehungs-, Kultur- und Wirtschaftsverhältnisse verändern. Jene, die in Gebieten leben, die von der modernen Entwicklung abgeschlossen sind, tendieren dazu, ihre geistige und körperliche Konstitution zu erhalten.

Diagnose der konstitutionellen Typen

In der Diagnosekunst kann die Konstitution mit Hilfe verschiedener Methoden bestimmt werden. Einige dieser Methoden sollen nun dargestellt werden:

A. Knochenbau

Die Qualität der Konstitution kann im Knochenbau erkannt werden, während die Qualität der Kondition sich mehr in den Muskeln, der Haut und anderen peripheren Bereichen des Körpers zeigt. Man kann die Konstitution durch Befühlen der Knochen beurteilen, und zwar vor allem im Bereich der Schultern, der Arme und der Beine. Stärkere und ausgeprägtere Knochen zeigen eine yange, kräftige Konstitution an, während dünnere, schwächere Knochen eine eher yinne, schwache und zerbrechliche Konstitution anzeigen. Der zuerst genannte Typ ist aktiver in physischer und sozialer Hinsicht, während der andere Typus aktiver in geistigen und künstlerischen Bereichen ist.

B. Muskel- und Hautbeschaffenheit

Weichere Muskeln spiegeln eine mehr Yin-Konstitution, genährt durch mehr Flüssigkeit, Gemüse und Obst. Festere Muskeln zeigen eine eher Yang-Konstitution, genährt durch mehr Getreide, Bohnen und tierische Nahrung mit mehr Mineralien. Die Beschaffenheit der Haut ist ebenfalls ein Hinweis auf die Konstitution. Verglichen mit den Knochen sind die Muskeln und die Haut jedoch wesentlich leichter durch Ernährung und Tätigkeiten zu verändern, da sie viel mehr durch Eiweiß und Fett gebildet werden, während die Knochen mehr durch Mineralien entstehen. Dementsprechend zeigen die Muskeln und die Haut neben der Konstitution, die während der Zeitspanne von Schwangerschaft und Wachstum gebildet würde, auch die gegenwärtige körperliche und geistige Kondition an. Weichere Muskeln und feinere Haut lassen eine eher anpassungsfähige und geistig ausgerichtete Natur erkennen, während festere und härtere Muskeln und Haut eine mehr physisch orientierte und aktive Natur zeigen.

C. Das Verhältnis zwischen Kopf und Körper

Das übliche Verhältnis zwischen Kopf und Körper in vertikaler Länge beträgt 1:7 (Abb. 4). Ist der Kopf kleiner, z. B. im Verhältnis 1:8, bedeutet dies, daß die körperliche und geistige Konstitution schwächer als der Durchschnitt ist, verursacht durch die Qualität der Nahrung, die die Mutter in der Schwangerschaft zu sich nahm. Auf der anderen Seite zeigt ein Kopf, der vertikal länger als der übliche Durchschnitt ist, z. B. im Verhältnis 1:6, an, daß die körperliche und geistige Konstitution viel stärker als der Durchschnitt ist sowie, daß eine Tendenz zu größerer geistiger und sozialer Aktivität vorliegt.

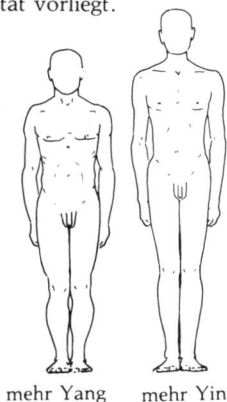

Abb.4: Proportionen

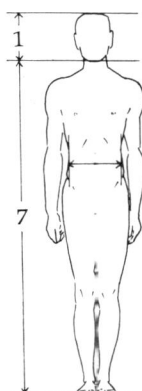

mehr Yang   mehr Yin
Abb. 5: Größe

D. Größe

Längere Menschen haben eine mehr Yin-Konstitution, während kleinere Menschen eine mehr Yang-Konstitution haben. Die ersteren tendieren dazu, eher geistige Fähigkeiten zu entwickeln und sind anfälliger für Atmungs- und Nervenleiden. Die letzteren tendieren dazu, eher körperlich aktiv zu sein, und sich sozial zu engagieren, mit einer größeren potentiellen Anfälligkeit für Verdauungs- und Kreislaufprobleme.

E. Der Winkel der Schultern

Diejenigen, die mehr geneigte und gewölbte Schultern haben, haben einen mehr femininen Charakter mit einer ästhetisch und künstlerisch ausgeprägten Natur, während jene mit eckigen Schultern einen eher maskulinen Charakter besitzen, mit der Neigung zu mehr körperlichen und sozialen Aktivitäten und einer Tendenz zu mehr intellektuellem Denken (Abb. 6). Wenn die Schultern eine eher runde Linie formen mit ausgeglichenen Muskeln, zeigt dies einen eher ausgeglichenen Charakter an, sowohl geistige und körperliche Aktivitäten als auch ästhetische und künstlerische Tendenzen vereinigend.

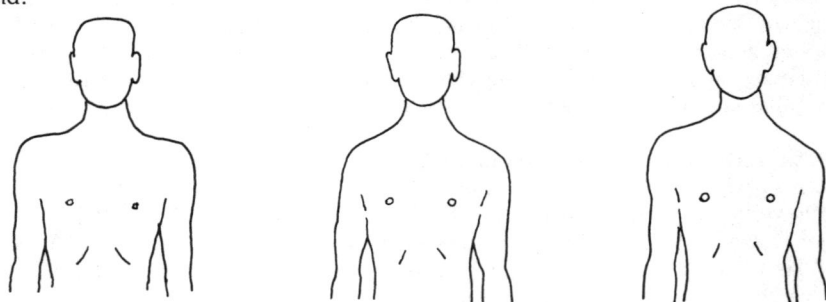

Abb. 6: Der Winkel der Schultern

Eher eckige Schultern,   *Eher geneigte und runde*   *Ungleiche Schultern*
mehr maskulin   *Schultern, mehr feminin*

Wenn die Schultern uneins sind — eine Seite ist höher als die andere — deutet dies darauf hin, daß die Organe auf der Seite der höheren Schultern schwächer sind als die Organe auf der Seite der tieferen Schulter, speziell auch bezogen auf die Lungen und den Darm.

F. Hände und Füße

Größere und dickere Hände entstehen durch eine mehr yange Ernährung während der Schwangerschaft, was eine kräftige innere Konstitution erzeugt, verbunden mit einer mehr Yin-Ernährung während der Wachstumszeit, was periphere Ausdehnung hervorruft. Dieser Personenkreis zeigt neben einer kräftigen körperlichen und geistigen Kondition auch Flexibilität und Kreativität in sozialen und intellektuellen Aktivitäten. Auf der anderen Seite zeigen Menschen mit kleineren Händen und Füßen körperliche Kraft, aber weniger Betätigung im geistigen Leben.

Lange, sensible Finger und Zehen reflektieren eine Natur mit einem ausgeprägteren Sinn für die emotionale, künstlerische und ästhetische Welt, während kurze, stämmige Finger und Zehen eine mehr körperlich aktive Natur anzeigen, mit einer stärkeren Widerstandskraft bezüglich Umwelteinflüssen, aber mit weniger Sinn für geistige und spirituelle Angelegenheiten.

30

G. Sonstige Merkmale

Viele andere Aspekte können zur Diagnose der Konstitution herangezogen werden, und viele davon werden im Laufe dieses Buches besprochen werden. Zu diesen Aspekten gehören die Diagnose der Kopf- und Gesichtsform, der Zähne, der Größe und der Form des Mundes und der Augen, die Länge und der Winkel der Augenbrauen, die Körperhaltung, das Verhalten und andere Faktoren.

Gegensätzliche und sich ergänzende Beziehungen in den menschlichen Strukturen und Funktionen

In der Diagnose werden praktische Beobachtungen durch das Auffinden der antagonistischen und sich ergänzenden Beziehungen in Struktur und Funktion gemacht, wie sie in der Kondition und der Konstitution auftreten. Von den zahlreichen gegensätzlichen und sich ergänzenden Beziehungen sollen im folgenden Abschnitt die wichtigsten besprochen werden.

1. Der Kopf und das Gesicht offenbaren die innere Kondition des Körpers

A. Die Wechselbeziehung zwischen Gesicht und Organ

Während der fötalen und embryonalen Phase stellt der Nabel das Zentrum der gesamten Körperstruktur dar. Zur Zeit der Geburt und danach verlagert sich dieses Zentrum zu dem Bereich um Mund und Nacken. Von diesem Punkt aus haben sich obere

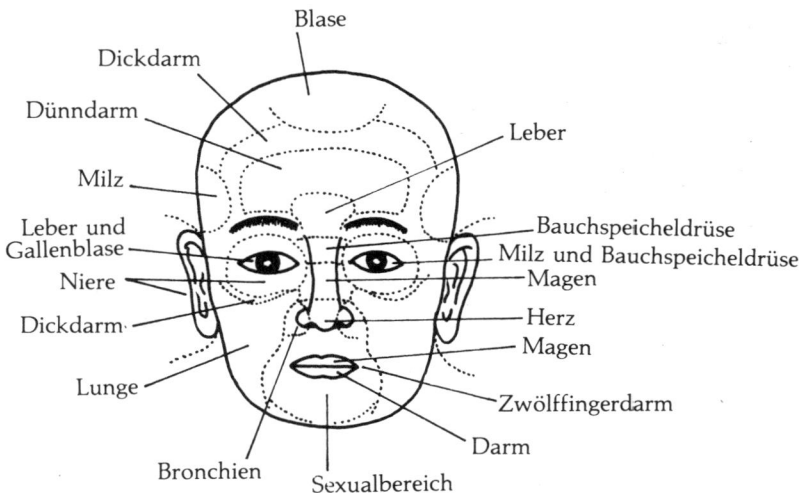

Abb. 7: Gesicht-Organ-Wechselbeziehung

und untere Erweiterungen gebildet: Der Kopf als die obere Sphäre und der Körper als der untere Bereich. Dementsprechend stehen sie miteinander in Beziehung: Der untere Teil des Kopfes den oberen Teil des Körpers repräsentierend (mit Ausnahme des Mundbereiches, der die Verdauungsfunktion anzeigt), der mittlere Teil des Kopfes den mittleren Bereich des Körpers repräsentierend, und der obere Teil des Kopfes den unteren Bereich des Körpers repräsentierend. Entsprechend diesen Prinzipien manifestiert jeder Bereich des Gesichtes bestimmte Organe und ihre Körperfunktionen (Abb. 7).

1. Die Beschaffenheit der Wangen reflektiert die Kondition der Lungen und ihrer Funktionen.
2. Die Nasenspitze spiegelt das Herz und seine Funktionen wider, während die Nasenlöcher die mit den Lungen verbundenen Bronchien repräsentieren.
3. Der mittlere Teil der Nase repräsentiert den Magen, und der obere Teil der Nase zeigt die Kondition der Bauchspeicheldrüse an.
4. Die Augen offenbaren die Kondition der Nieren sowie der Eierstöcke bei Frauen und der Hoden bei Männern. Ebenso steht das linke Auge für die Beschaffenheit der Milz und der Bauchspeicheldrüse, während das rechte Auge für die Verfassung der Leber und der Gallenblase steht.
5. Der Bereich zwischen den Augenbrauen zeigt die Kondition der Leber und die Schläfen auf beiden Seiten die Kondition der Milz.
6. Die Stirn als Ganzes stellt den Dünndarm dar, und die äußeren Bereiche der Stirn stehen für den Dickdarm.
7. Der obere Teil der Stirn zeigt die Kondition der Blase.
8. Die Ohren repräsentieren die Nieren: das linke Ohr die linke Niere, das rechte Ohr die rechte Niere.
9. Der Mund als Ganzes zeigt die Verfassung des gesamten Verdauungstraktes. Im Einzelnen weist die Oberlippe auf den Magen, die Unterlippe zeigt in ihrem inneren Teil die Verfassung des Dünndarmes an und den Dickdarm an dem mehr äußeren Teil. Die Mundwinkel zeigen die Verfassung des Zwölffingerdarmes an.
10. Der Bereich um den Mund repräsentiert die Sexualorgane sowie deren Funktionen.

B. Die Wechselwirkung zwischen dem Gesicht und den Hauptkörpersystemen

Während der embryonalen Phase verbinden sich alle Hauptkörpersysteme, und zwar 1) das Verdauungs- und Atmungssystem, 2) das Nervensystem, 3) das Kreislauf- und Ausscheidungssystem, und bilden die vollständige Gesichtsstruktur, vier Bereiche des Gesichts teilend (Abb. 8).

a. Der untere Teil des Gesichts um den Mund herum, eingegrenzt durch die von den Nasenflügeln ausgehenden Linien;
b. der obere Bereich des Gesichts, die Nase mit eingeschlossen, und eingegrenzt durch die Augenbrauen;
c. und c' beide Seiten des Gesichts, beide Augen, Wangen und Ohren einbezogen.

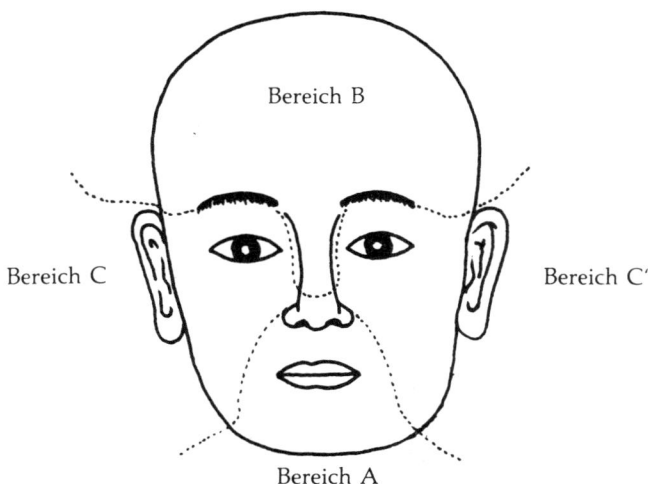

Abb. 8: Wechselwirkung zwischen Gesicht und Hauptkörpersystemen

Die in der obigen Abbildung herausgestellten Bereiche korrespondieren mit den folgenden Organen und Funktionen:

Bereich A:

Die Verfassung des Mundes, der Lippen, der Zunge, der Mundhöhle und des Bereiches um den Mund herum symbolisieren die Verdauungsfunktionen in ihrer Gesamtheit. Dieser Bereich steht außerdem teilweise mit Atmungsfunktionen in Verbindung, vor allem in seinen äußeren Bereichen.

Bereich B:

Die Beschaffenheit der Stirn und ihrer Peripherie, die Schläfen und die Augenbrauen einbezogen, repräsentiert die Kondition des gesamten Nervensystems.

Bereich C und C':

Die Gesichtsseiten — die Augen, die Wangen und die Ohren mit eingeschlossen — symbolisieren die Kondition und die Funktion des gesamten Kreislauf- und Ausscheidungssystems.

C. Wechselwirkungen zwischen dem Kopf, den Körpersystemen und Organen

Die Kopfregion kann in mehrere Bereiche aufgeteilt werden, wobei jeder Bereich die Kondition bestimmter Systeme und Organe widerspiegelt (Abb. 9).

A. Der zentrale Teil des Kopfes um die Haarspirale herum symbolisiert die Verfassung des Herzens und des Dünnndarms.

B. Das Gebiet, das Bereich A umgibt, repräsentiert das Verdauungssystem und dessen Funktionen, die Speiseröhre, den Magen, den Zwölffingerdarm und den Dickdarm mit eingeschlossen.

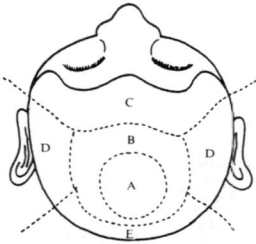

Abb. 9: Die Wechselwirkungen
zwischen dem Kopf, den
Systemen und den Organen

C. Der vordere Teil des Kopfes repräsentiert die Ausscheidungsfunktionen, die Kondition der Nieren und der Blase mit einbezogen.

D. Beide Seiten des Kopfes oberhalb der Ohren zeigen die Kondition der Atmung an, besonders die Kondition von Lunge und Bronchien.

E. Die Rückseite des Kopfes offenbart die Verfassung von Leber, Milz und Bauchspeicheldrüse.

F. Der gesamte äußere Bereich des Kopfes repräsentiert das Kreislaufsystem und seine Beschaffenheit.

D. Die Wechselwirkung zwischen Kopf und Gesäß

In Verbindung mit der Beziehung zwischen den oberen und unteren Teilen des Körpers korrespondiert die Kopfpartie mit dem Gesäßbereich, da der Kopf das obere Ende des Nervensystems darstellt und das Gesäß das untere Ende bedeutet. Deshalb stehen bestimmte Bereiche des Gesäßes mit bestimmten Bereichen des Kopfes und des Gehirnes in Verbindung (Abb. 10). Spannungen und andere ungewöhnliche Erscheinungen des Gehirnes treten ebenso in der Muskel- und Gewebebeschaffenheit des Gesäßes als Verspannungen oder andere ungewöhnliche Merkmale auf.

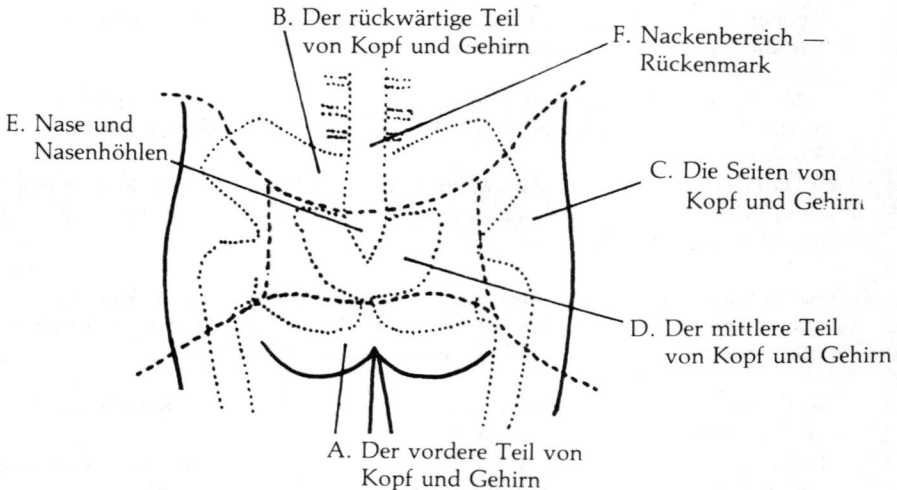

B. Der rückwärtige Teil
von Kopf und Gehirn

F. Nackenbereich —
Rückenmark

E. Nase und
Nasenhöhlen

C. Die Seiten von
Kopf und Gehirn

D. Der mittlere Teil
von Kopf und Gehirn

A. Der vordere Teil von
Kopf und Gehirn

Abb. 10: Kopf-Gesäß-Wechselwirkung

A. Die untere Gesäßpartie korrespondiert zu dem vorderen Teil des Kopfes und des Gehirnes.

B. Der obere Teil des Gesäßbereiches korrespondiert zum hinteren Teil des Kopfes und des Gehirnes.

C. Die Seiten des Gesäßes korrespondieren zu den Seiten des Kopfes und des Gehirnes.

D. Der zentrale Bereich des Gesäßes korrespondiert zum mittleren Teil des Kopfes und des Gehirnes.

E. Der Bereich des Steißbeines steht mit der Nase und der Nasenhöhle in Verbindung.

F. Die untere Wirbelsäule in Taillenhöhe korrespondiert zum Rückenmark im Nackenbereich.

2. Die peripheren Teile des Körpers, wie Hände und Füße, spiegeln die innere Beschaffenheit des Körpers wider

A. Die Handflächen

Die Handflächen repräsentieren die Kondition der inneren Systeme und Funktionen als Ganzes, und zwar 1) das Verdauungs- und Atmungssystem, 2) das Nervensystem und 3) das Kreislauf- und Ausscheidungssystem (siehe Abb. 11).

Linie A und die mit ihr verbundenen Bereiche an der Daumenwurzel repräsentieren die Beschaffenheit der Speiseröhre, Magen, Dünndarm, Dickdarm und Lungen mit einbezogen.

Linie B und der mit dieser Linie verbundene Bereich symbolisieren das Nervensystem, die Funktionen des Gehirns, des Zentralnervensystems und der peripheren Nerven einbezogen.

Linie C und der sie umgebende Bereich weisen auf das Kreislauf- und das Ausscheidungssystem, einschließlich der Konditon des Herzens, der Nieren sowie der Blase hin.

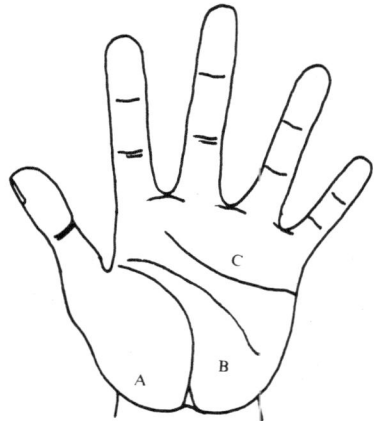

Abb. 11: Die Wechselwirkung zwischen der Handfläche und den Hauptsystemen

B. Die Finger

Die Finger repräsentieren Organe und Funktionen, die sich im oberen Teil des Körpers befinden, und zwar die Lunge und das Herz, und Organe, die sich im unteren Bereich des Körpers befinden, nämlich den Dünn- und Dickdarm, ebenso wie z. B. Kreislauf und Wärmestoffwechsel. Jeder einzelne Finger korrespondiert mit bestimmten Funktionen (Abb. 12).

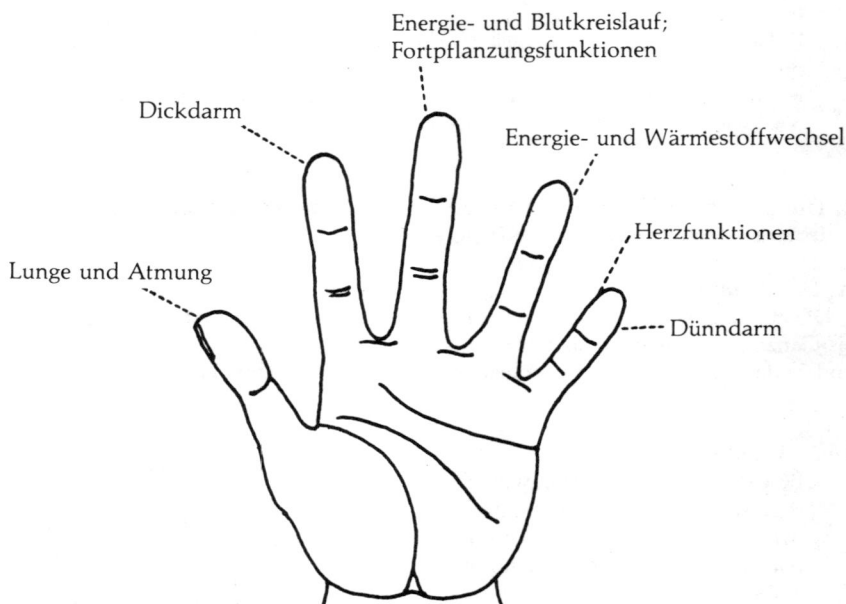

Abb. 12: Die Wechselwirkung zwischen den Fingern und den Hauptsystemen und Organen des Körpers

Die Daumen zeigen die Kondition und Funktion der Lungen und der Atmungstätigkeit an.

Die Zeigefinger repräsentieren den Dickdarm und seine Funktionen.

Die Mittelfinger repräsentieren die Energie, die durch das Herz und die Kreislauffunktion belebt wird, sexuelle Vitalität mit einbezogen.

Die Ringfinger repräsentieren die Tätigkeit, überschüssige Energie aus den Bereichen des Herzens, des Magens und des Darms zu eliminieren — Energie- und Wärmestoffwechsel.

Die kleinen Finger repräsentieren die Kondition des Herzens und des Dünndarms.

C. Die Füße

Die Füße offenbaren ebenfalls die Kondition des gesamten Körpers. Da im Körper eine Ausgewogenheit zwischen horizontalen und vertikalen Beziehungen herrscht, stehen die Füße und der Körper in Beziehung, und bestimmte Zustände, in jedem Teil der Füße auftretend, korrespondieren mit Konditionen in den Organen und Funktionen, die mit ihnen in Verbindung stehen (Abb. 13).

1. Die Punkte A, B und C stehen mit den Nieren, dem Herz, dem Magen und dem Unterleibszentrum in Verbindung.
2. Der Ballen auf der Innenseite (D) unter dem großen Zeh korrespondiert mit den Schultern und den Schulterblättern, während der Ballen an der Außenseite (E) mit den Lungen und den Atmungsfunktionen korrespondiert.
3. Der innere, mittlere Bereich des Fußes steht mit der (F) Nase und der Mundhöhle, (G) der Kehle und den Stimmbändern, und (H) den Bronchien und der Zwerchfellregion in Verbindung.
4. Der äußere, mittlere Bereich des Fußes (I) repräsentiert den Magen, den Zwölffingerdarm und den oberen Darmbereich.
5. Der innere, untere Bereich (J) steht mit der Darmpartie, speziell dem mittleren Darmbereich in Verbindung.
6. Die Ferse (K) als Ganzes korrespondiert mit dem unteren Darmbereich, dem Mastdarm und der Gebärmutter
7. Die Linie entlang der unteren Außenseite des Fußes repräsentiert die Wirbelsäule und die Muskeln entlang der Wirbelsäule, ebenso wie den Meridian, der mit der Blasenfunktion verbunden ist.

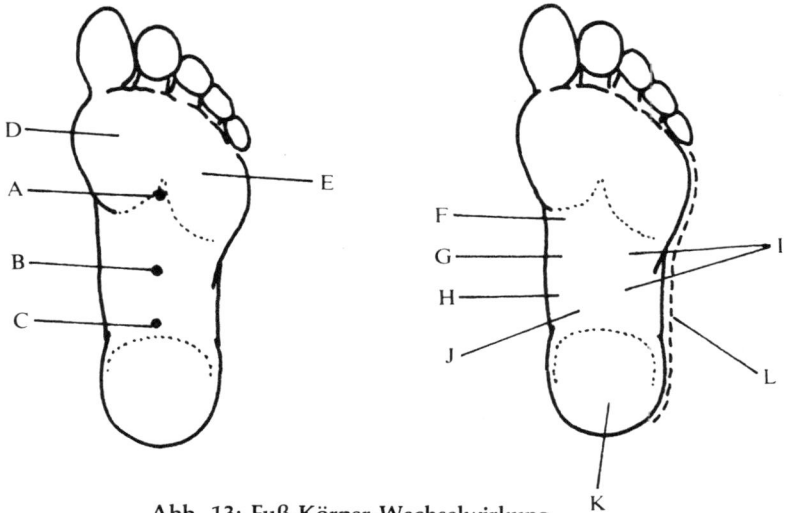

Abb. 13: Fuß-Körper-Wechselwirkung

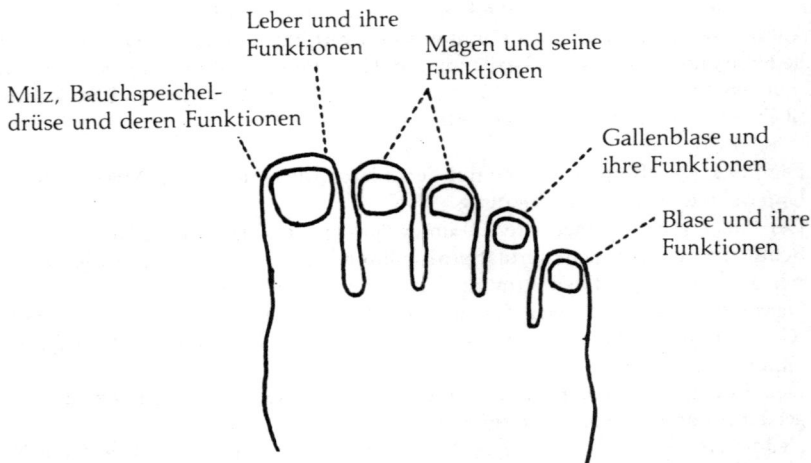

Leber und ihre
Funktionen

Magen und seine
Funktionen

Milz, Bauchspeichel-
drüse und deren Funktionen

Gallenblase und
ihre Funktionen

Blase und ihre
Funktionen

Abb. 14: Zeh-Organ-Beziehungen

D. Die Zehen und Zehennägel

Die Zehen und die Zehennägel repräsentieren die Organe und deren Funktionen, die im mittleren Bereich des Körpers zu finden sind, und zwar die Milz und die Bauchspeicheldrüse, die Leber, den Magen, die Gallenblase und die Blase (Abb. 14).

Der erste Zeh und sein Nagel stehen mit der Milz, der Bauchspeicheldrüse und deren Funktionen in Verbindung, vor allem der äußere Bereich des Zehes. Er steht außerdem mit den Leberfunktionen in Verbindung, und zwar insbesondere der innere Bereich.

Der zweite und dritte Zeh und deren Nägel stehen für den Magen und seine Funktionen. Der zweite Zeh zeigt mehr den Magen als Organ und dessen Funktionen an und der dritte Zeh steht mehr für den Magenmuskel und den Zwölffingerdarm.

Der vierte Zeh und sein Nagel korrespondieren mit der Gallenblase.

Der fünfte Zeh und sein Nagel korrespondieren mit der Blase und ihren Funktionen.

Der äußere Bereich des Fußes, das Gebiet direkt an der Zehenwurzel, steht zu bestimmten Organen und Funktionen in Verbindung (Abb. 15).

A. Der Bereich unter dem zweiten Zeh: Herz- und Kreislauffunktion.

B. Der Bereich unter dem dritten Zeh: Milz- und Lymphkreislauffunktion.

C. Der Bereich unter dem vierten Zeh: Lungen- und Atmungsfunktion.

D. Der Bereich unter dem fünften Zeh: Nieren- und Ausscheidungsfunktionen.

D. Nieren und Ausscheidungsfunktionen

C. Lunge und Atmungsfunktionen

B. Milz und Lymphkreislauf

A. Herz und Kreislauf

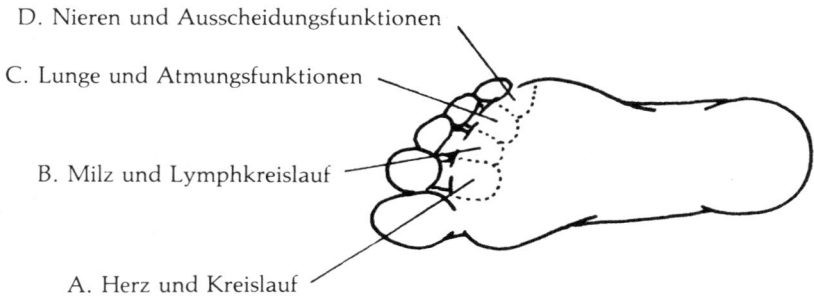

**Abb. 15: Die Bereiche an den Zehenwurzeln und ihre
Beziehung zu den Hauptkörperfunktionen**

3. Die Konditioren an der Vorder- und Rückseite des Körpers

Die Vorder- und die Rückseite stehen in einer antagonistischen und sich ergänzenden Beziehung zueinander, und jeder Bereich auf der Vorderseite steht mit einem Bereich auf der Rückseite in Verbindung. Zustände, die in den vorderen Organen auftreten, spiegeln Zustände auf dem Rücken wider und umgekehrt. Im Folgenden einige Beispiele zum Zwecke der Diagnose.

A. YU-eintretende Punkte und BO-Sammelpunkte
Punkte auf der Vorderseite des Körpers und Punkte auf dem Rücken des Körpers in Verbindung mit bestimmten Organen und Funktionen werden als die YU-eintretenden Punkte und die BO-Sammelpunkte bezeichnet(Abb. 16).

1. Die Punkte auf dem Rücken sind bekannt als YU-eintretende Punkte, in welche umwelterzeugte Energie oder elektromagnetische Kraft eindringt und Energie erzeugt und diese den Organen zuführt, und somit deren Funktionen aktiviert.
2. Die Punkte auf der Vorderseite des Körers sind bekannt als BO-Sammelpunkte, welche die Energie, die die entsprechenden Organe genährt und in ihnen gearbeitet hat, sammeln. Die Energie sammelt sich in diesen Punkten und wird von diesen verteilt und ausgeschieden in die äußere Umwelt durch die Arme und Finger, Beine und Zehen, und bildet die elektromagnetischen Linien, die als **Meridiane** bekannt sind. Diese Meridiane und ihr elektromagnetischer Fluß werden in zahlreichen Behandlungsanweisungen in der orientalischen Medizin verwandt, in der Akupunktur, in der Moxatherapie, Shiatsu-Massage und im Heilen durch Handauflegen.

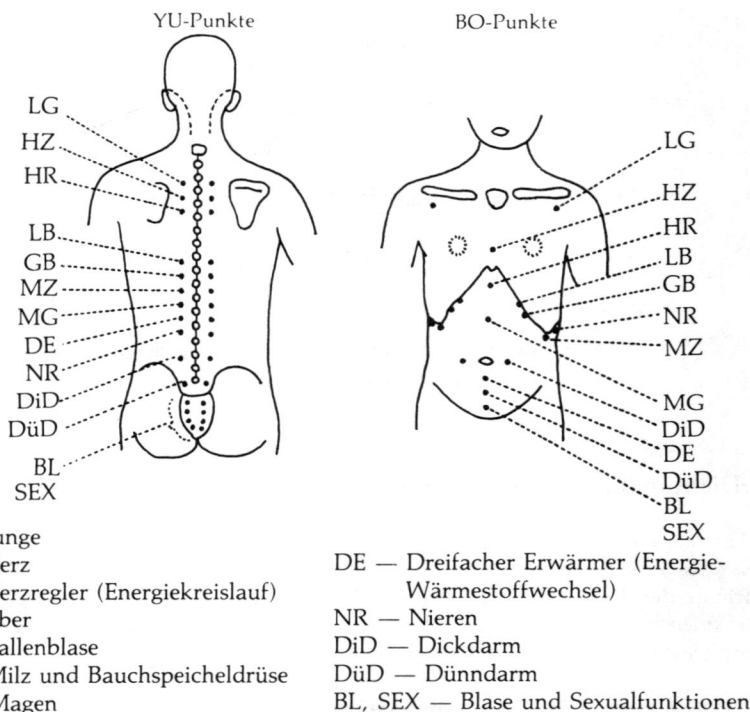

YU-Punkte BO-Punkte

LG — Lunge
HZ — Herz
HR — Herzregler (Energiekreislauf)
LB — Leber
GB — Gallenblase
MZ — Milz und Bauchspeicheldrüse
MG — Magen

DE — Dreifacher Erwärmer (Energie-
Wärmestoffwechsel)
NR — Nieren
DiD — Dickdarm
DüD — Dünndarm
BL, SEX — Blase und Sexualfunktionen

Abb. 16: YU-eintretende Punkte und BO-Sammelpunkte

B. Der Wechselbereich zwischen Vorder- und Rückenbereichen

Allgemeine Bereiche auf dem Rücken stehen zu bestimmten Organen und deren Funktionen auf der Vorderseite in Beziehung (Abb. 17).

1. Die Rückseite des Kopfes (A) steht zu den Funktionen der Augen und visueller Prozesse, sowie zu der Nase und der Atmung in Beziehung.
2. Der hintere Nackenbereich (B), die Rückenmarksregion bis hinunter zum unteren Ende der Schulterblätter korrespondiert mit den Mundhöhlen, den Stimmbändern und den Atmungsfunktionen.
3. Der obere Brustkorbbereich (C) korrespondiert mit den Lungen, den Bronchien und den Atmungsfunktionen sowie dem Dickdarm und seinen Funktionen.
4. Der untere Brustbereich auf dem Rücken (D) steht mit den unteren Lungenbereichen und ihren Funktionen sowie dem Zwerchfell, der Leber, der Gallenblase, der Milz und deren Funktionen in Verbindung.

5. Der mittlere Rückenbereich (E) korrespondiert mit dem Magen, der Bauchspeicheldrüse und deren Funktionen sowie mit dem Zwölffingerdarm, den Nieren und deren Funktionen.

6. Der Bereich direkt über der Taille (F) steht mit dem querliegenden Dickdarm, dem oberen Dünndarm und deren Funktionen in Verbindung.

7. Der Taillenbereich (G) korreliert mit dem unteren Dünndarm, absteigendem Dickdarm, aufsteigendem Dickdarm und mit deren Funktionen.

8. Der Steißbein- und Gesäßbereich (H) korreliert mit dem Mastdarm und seinen Funktionen, der Gebärmutter, den Eierstöcken, der Prostata, den Hoden und anderen Fortpflanzungsfunktionen.

9. Im allgemeinen spiegelt der mehr periphere Bereich des Rückens (I) den zentralen Teil des Körpers auf der Vorderseite wider, und zwar den Verdauungstrakt und die mit ihm verbundenen Organe, während der mittlere Bereich des Rückens (J) die mit den Organen verbundenen Kreislauffunktionen und -prozesse sowie Ausscheidungsfunktionen repräsentiert (Abb. 18).

10. Der zentralere Teil des Rückens (K) repräsentiert das Nervensystem und seine Funktionen, die mit den inneren Organen in Verbindung stehen.

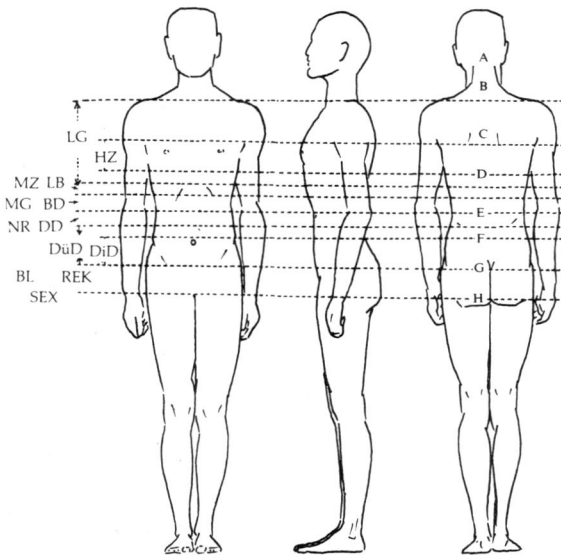

LG — Lunge	BD — Bauchspeicheldrüse	DüD — Dünndarm
HZ — Herz	NR — Nieren	BL — Blase
MZ — Milz	DD — Zwölffingerdarm	REK — Rektum
MG — Magen	DiD — Dickdarm	SEX — Sexualorgane

Abb. 17: Beziehung zwischen Vorder- und Rückseite des Körpers

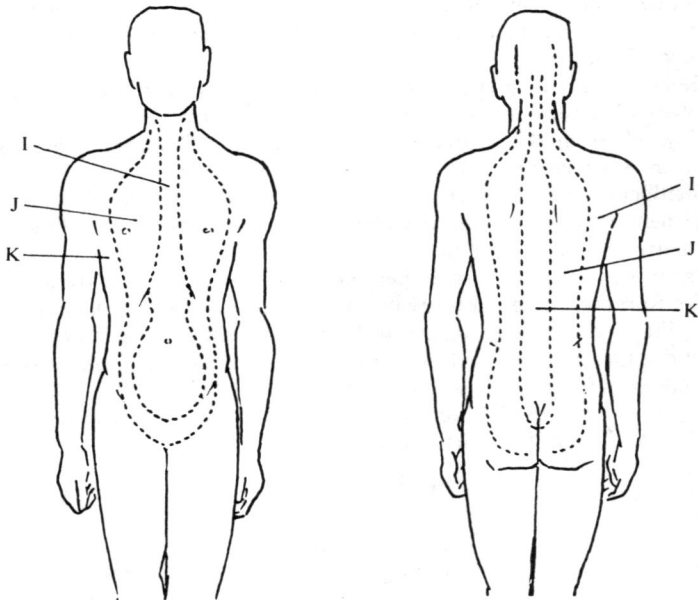

Abb. 18: Vertikale Beziehungen zwischen Vorder- und Rückseite

4. Ein Teil stellt das Ganze dar

So wie der gesamte Körper nur eine Verkleinerung des Universums ist, so ist ein Teil des Körpers nur eine Verkleinerung des gesamten Körpers, die Beschaffenheit des Ganzen widerspiegelnd. Praktisch gesprochen kann man aus der Verfassung jedes Organs die Verfassung des gesamten Körpers erkennen. Sogar eine einzelne Zelle oder ein einzelnes Haars repräsentiert den Zustand des gesamten Körpers. Zum Zweck der Diagnose ist es angebracht, einige Beispiele zu kennen, die im Folgenden vorgestellt werden sollen.

A. Die Augen
Die Augen spiegeln die Verfassung sämtlicher Organe und Funktionen wider. Es gibt eine Fachrichtung, die „Iridologie" oder Irisdiagnose, die die Beziehungen zwischen der Kondition der Iris und der Kondition der Organe untersucht. Jedoch scheint es einfacher, auch das Weiße in den Augen zu untersuchen, um zu Schlüssen auf die Kondition des gesamten Körpers zu stoßen. Richtlinien sind in Abb. 19 abgebildet. Der äußere Bereich des Weißen, die Teile 1 bis 6 umfassend, repräsentiert die Vorderseite des Körpers.

Bereich 1: Der Bereich von der Vorderseite des Kopfes in Richtung der Lungen.
Bereich 2: Vom Gesicht und Hals in Richtung der Lungen.
Bereich 3: Von den Lungen und dem Herzen zu Magen, Bauchspeicheldrüse, Leber und Milz.
Bereich 4: Von der Region um diese Organe im mittleren Teil des Körpers zum Zwölf-fingerdarm dem oberen Teil von Dünn- und Dickdarm.
Bereich 5: Der untere Teil des Darmes.
Bereich 6: Der Bereich um die Blase und die Fortpflanzungsorgane.

Der innere Bereich des Weißen, die Teile 1 bis 6 umfassend, repräsentiert die Rück-seite des Kopfes, des Nackens und des Körpers:
Bereich 1': Die rückwärtige Partie des Kopfes und des Gehirns.
Bereich 2': Die Partie von den Nackenwirbeln zu den Schultern, und dem oberen Rückenbereich um die Lungen herum.
Bereich 3': Von dem mittleren und oberen Teil der Lungen zu der Leber, der Milz und den Nieren.
Bereich 4': Von den Nieren und der Harnröhre zum Rückenteil des oberen Darms.
Bereich 5': Der untere Teil des Darms, vor allem der Rückenbereich.
Bereich 6': Die Blase und die Fortpflanzungsorgane, vor allem deren hintere Partie.

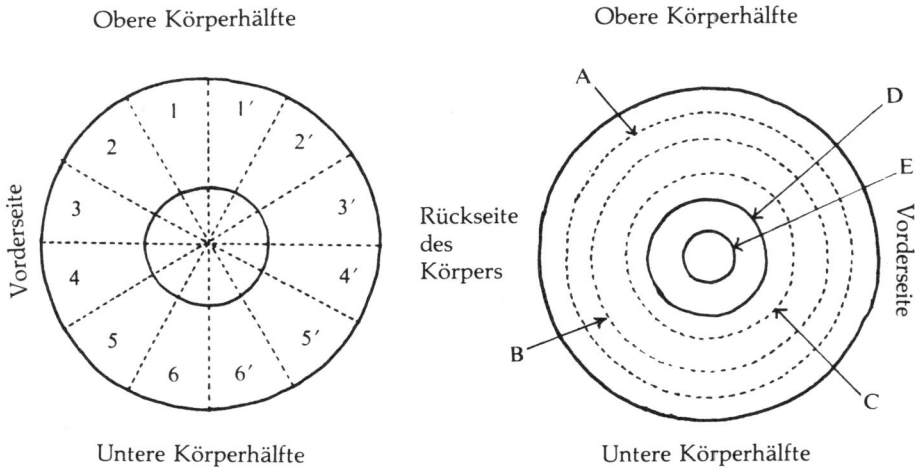

Abb. 19: Die Beziehung zwischen dem Augapfel und den Körperorganen

Weiterhin erscheinen die Hauptkörpersysteme und deren Funktionen wie folgt (bezugnehmend auf Abb. 19):

1. Der Bereich um die Linie A, also der äußere Rand des Weißen, offenbart das Verdauungssystem und seine Funktionen.
2. Der Bereich um die Linie B, die innere Seite des Weißen, zeigt das Nervensystem und seine Funktionen an.
3. Der Bereich um Linie C repräsentiert die Kreislauf- und Ausscheidungsfunktionen.
4. Der Bereich um die Linie D, der äußere Rand der Iris, steht für die autonomen Nervenfunktionen, vor allem für die orthosympathischen Nerventätigkeiten.
5. Der Bereich um die Linie E, der äußere Rand der Pupille, steht ebenfalls für die autonomen Nervenfunktionen, vor allem für die parasympathischen Nerven.

B. Die Ohren

Die Ohren repräsentieren ebenso den gesamten Körper, bestimmte Bereiche geben Aufschluß über die Beschaffenheit bestimmter Organe und deren Konditionen (Abb. 20):

1. Bereich 1, der obere Teil des Ohres repräsentiert den unteren Teil des Körpers, und zwar den Dick- und Dünndarm, die Blase sowie die Fortpflanzungsorgane.
2. Bereich 2 repräsentiert den mittleren Bereich des Körpers, den Magen, die Leber, die Milz, die Bauchspeicheldrüse, den Zwölffingerdarm und deren Funktionen.
3. Bereich 3 stellt den oberen Teil des Körpers dar, die Lungen, das Herz, die Bronchien und die Schultern und deren Funktionen umfassend.

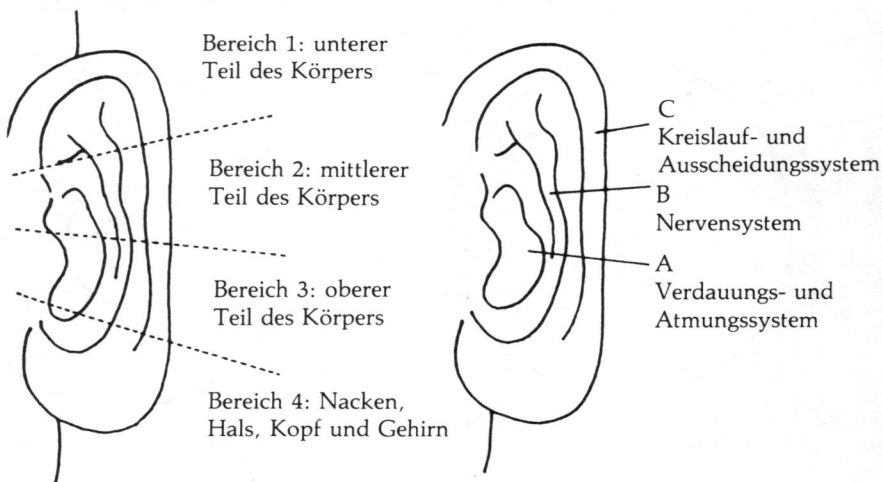

Bereich 1: unterer
Teil des Körpers

Bereich 2: mittlerer
Teil des Körpers

Bereich 3: oberer
Teil des Körpers

Bereich 4: Nacken,
Hals, Kopf und Gehirn

C
Kreislauf- und
Ausscheidungssystem
B
Nervensystem
A
Verdauungs- und
Atmungssystem

Abb.20: Ohr-Körper-Beziehungen

4. Bereich 4 repräsentiert den Kopf und den Gehirnbereich, das Rückenmark, den Nacken und das Gesicht mit seinen einzelnen Organen, wie Augen, Nase, Ohren und Mund, das Gehirn und die Drüsen in der Kopfregion als Ganzes umfassend.
5. Die innerste, vertikale Partie im Ohr (A) stellt das Verdauungssystem, das Atemsystem und deren Funktionen dar.
6. Der vertikale Bereich des gesamten Ohres (B) stellt das Nervensystem dar.
7. Der äußerste Bereich des Ohres (C) repräsentiert das Kreislauf- und das Ausscheidungssystem und deren Funktion.

C. Der abdominale Bereich

Der Unterleibsbereich kann durch Druck untersucht werden, um Verhärtungen, Verspannungen, Steifheit und Schmerzen zu entdecken. Jede Partie im Unterleibsbereich repräsentiert die Kondition und die Funktion bestimmter verbundener Organe (Abb. 21):

Bereich A: Der obere abdominale Bereich repräsentiert die Kondition von Herz und Dünndarm.

Bereich B: Die rechte Unterleibsseite repräsentiert die Kondition von Lunge und Dickdarm.

Bereich C: Die linke Unterleibsseite repräsentiert die Kondition von Leber und Gallenblase.

Bereich D: Der untere Abdominalbereich repräsentiert die Kondition von Nieren und Blase.

Bereich E: Der zentrale Teil des Unterleibsbereiches repräsentiert die Kondition von Milz, Bauchspeicheldrüse und Magen.

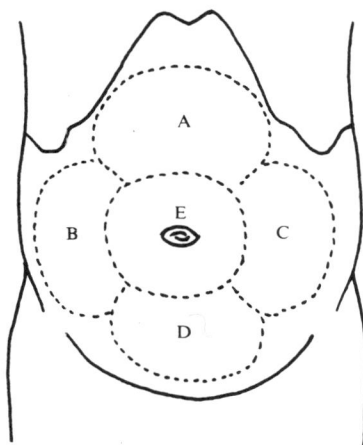

Abb. 21: Der Unterleibsbereich und seine Beziehung zu den Organen

D. Andere Organe und Erscheinungen für die Diagnose

Neben den oben aufgeführten Beispielen gibt es noch zahlreiche andere Erscheinungen, wie sich die Kondition des gesamten Körpers in einem bestimmten Organ und einem bestimmten Teil des Körpers manifestiert. Einige von diesen sind:

1. Die Augenbrauen repräsentieren das Verdauungs- und Nervensystem, und deren Qualität ist ein Indikator für Langlebigkeit.
2. Die Linien, die von den Nasenflügeln zum Mund hin verlaufen, manifestieren die Kondition der Verdauungs- und Kreislauffunktionen und sind ein weiterer Hinweis auf Langlebigkeit und Lebensenergie.
3. Hände und Füße repräsentieren den gesamten Körper.
4. Die Finger- und Fußnägel zeigen die Funktionen der Kreislauf- und Ausscheidungssysteme an.
5. Das Haar zeigt die Verdauungs-, Kreislauf- und Nervenfunktion an.
6. Die Zähne korrespondieren mit der Wirbelsäule und den Wirbeln.
7. Die Zunge repräsentiert die gesamte Verdauungs-, Kreislauf- und Nervenfunktionen.

Im folgenden zweiten Teil werden diese Wechselbeziehungen im Zusammenhang mit der Diagnose bestimmter Konditionen und dem körperlichen und geistigen Wohlbefinden untersucht.

Teil II

Die Visuelle Diagnose

Ein Teil offenbart das Ganze;
das Ganze spiegelt einen Teil wider.
Das Kleine symbolisiert das Große;
das Große entspricht dem Kleinen.
Manchmal erscheinen sie gleich,
manchmal erscheinen sie gegensätzlich;
aber alle zusammen scheinen wie ein Chor,
der die Herrlichkeit
des unendlichen Universums preist.

Die allgemeinen Prinzipien der Diagnose, wie sie im ersten Teil dargestellt wurden, führen zum Entdecken und Beobachten verschiedener Manifestationen körperlicher und geistiger Kondition. Diese Manifestationen zeigen die Kondition der inneren Organe und deren Funktionen an. Die Diagnosekunst kann dazu dienen, uns über unseren eigenen Zustand bewußt zu werden oder die Kondition anderer Menschen zu erkennen.

1. Der Mund und die Zähne

Der Mund und die Lippen

Der Mund und die Lippen zeigen sowohl die allgemeine Konstitution als auch die gegenwärtige Kondition einer Person an, und vor allem geben sie Auskunft über die Verdauungsorgane und deren Funktionen. Da der Mund und die Lippen den Beginn des Verdauungstraktes darstellen und außerdem der Eingangspunkt von Speisen und Getränken sind, die wir zu uns nehmen, spiegeln sie deutlich die interne Kondition des Verdauungstraktes wider, ebenso wie die Kondition des Anus, dem Ende des Verdauungstraktes und des Ausgangs für die Beseitigung aller unverdauten und unaufnehmbaren Speisen und Getränke.

Eine Person mit guter körperlicher und mentaler Gesundheit wird einen Mund haben, der genauso breit oder sogar noch schmaler ist, wie die Nase (Abb. 22). Diese Form eines schmalen Mundes war noch bei jenen Menschen, die vor wenigen früheren Generationen lebten, vorherrschend, während der Mund der heutigen Menschen rapide immer größer wird — ein Zeichen für die Degeneration der körperlichen und geistigen Konstitution. Wenn der Mund eines Menschen wesentlich breiter ist als die Ausdehnung der Nasenflügel, deutet dies darauf hin, daß seine Organ-und Drüsenfunktionen schwach sind, und daß die physische und auch psychische Fähigkeit, sich der Umwelt anzupassen, und die Widerstandskraft geschwächt sind.

Die zunehmende Vergrößerung des Mundes unter den Menschen der heutigen Zeit hat als Ursache den übermäßigen Konsum von Kartoffeln und Tomaten, Obst und Säften, Zucker und Süßigkeiten, Ölen und Fetten, Kaffee und anderen Getränken, die von der Mutter während der Schwangerschaft zu sich genommen wurden und wäh-

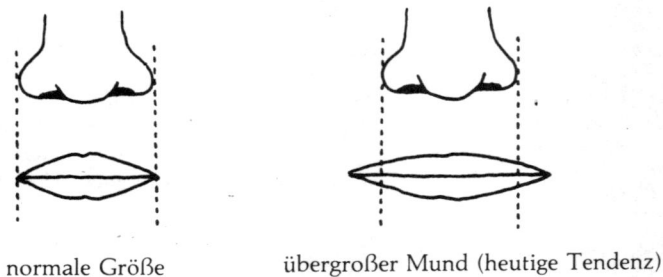

normale Größe   übergroßer Mund (heutige Tendenz)

Abb. 22: Größe des Mundes

rend der Schwangerschaft weitergegeben wurden. Diese Speisen und Getränke erzeugen einen Mineralmangel. Ein übermäßiger Verzehr von Eiweiß im Verhältnis zu den Kohlehydraten bewirkt ebenfalls die Ausbildung eines größeren Mundes.

Die verschiedenen Bereiche des Mundes und der Lippen stehen mit bestimmten Bereichen des Körpers und speziell mit dem Verdauungssystem in Verbindung (Abb. 23):

— *Die Oberlippe* zeigt den Zustand des oberen Verdauungstraktes, vor allem des Magens, an. Die Innenseite der Oberlippe korrespondiert sowohl mit dem oberen wie mit dem unteren Ende des Magens. Die äußeren Bereiche der Oberlippe korrespondieren mit dem mittleren Bereich des Magens.

— *Die Unterlippe* zeigt die Kondition des unteren Verdauungstraktes an, vor allem von Dünn- und Dickdarm. Der innere Bereich der Unterlippe korrespondiert mit dem Dünndarm und die äußeren Bereiche mit dem Dickdarm.

— *Die Mundwinkel* zeigen den mittleren Bereich des Verdauungstraktes an, vor allem die Kondition des Zwölffingerdarms. Der rechte Mundwinkel steht mehr mit der Reaktion des Zwölffingerdarmes auf die Ausstoßung der Gallenflüssigkeit aus Leber und Gallenblase in Verbindung. Der linke Mundwinkel spiegelt die Funktionen wider, die durch die Ausscheidungen der Bauchspeicheldrüse entstehen.

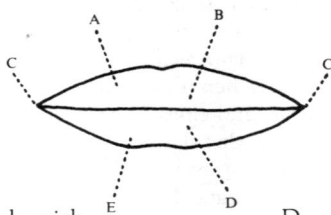

A — Speiseröhrenbereich   D — Dünndarmbereich
B — Magenbereich   E — Dickdarmbereich
C — Zwölffingerdarmbereich

Abb. 23: Die Bereiche des Mundes in ihrem Verhältnis zu bestimmten Organen

50

1. Allgemeine Konditionen

Die Größe des Mundes, und zwar seine horizontale Breite, wie seine vertikale Fülle, zeigen die allgemeine Qualität der körperlichen Konstitution und Kondition, und vor allem die des Verdauungssystems an (Abb. 24).

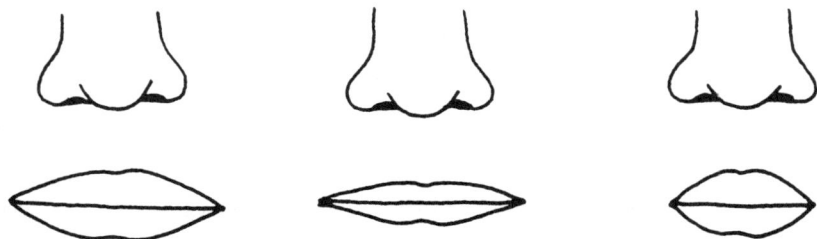

A. ein größerer Mund, sowohl horizontal, wie vertikal

B. Mund ist horizontal größer, nicht vertikal

C. Mund ist vertikal größer, nicht horizontal

Abb. 24: Die Form des Mundes, die Breite

A. Ein Mund, der sowohl in seiner horizontalen Breite, wie in seiner vertikalen Höhe größer als normal ist
ist das Ergebnis von übermäßigem Verzehr von Kohlehydraten und Fetten, und zwar Auszugsgetreide und Mehl, Kartoffeln und Obst, Zucker und pflanzliche Fette, die während der Embryonal- und Wachstumsphase konsumiert wurden. Diese Mundform tritt sehr häufig bei Menschen auf, die aus einem tropischen Klima stammen, wo diese Lebensmittel hauptsächlich gegessen werden. Hier scheinen die peripheren Teile des Körpers, wie Haut und Muskeln, überdurchschnittlich stark zu sein. während die inneren Organe, wie Herz, Leber, Milz und Dünndarm, schwächer sind, mit Tendenz zur Ausdehnung. Dies ist ein allgemeiner Yin-Typ der Konstitution und Kondition.

B. Ein Mund, der horizontal breiter, vertikal aber normal hoch ist
zeigt an, daß die Person während der Embryonal- und Wachstumsphase sowohl tierische Produkte, wie Fleisch, Geflügel, Eier und Milchprodukte, als auch pflanzliche Auszugsprodukte, wie Getreide, Mehlprodukte, Zucker und Obst, und verschiedene synthetische Erfrischungsgetränke und andere Getränke zu sich genommen hat. Die heutigen Menschen haben diese Mundform immer häufiger, sie zeigt eine unausgewogene körperliche und geistige Konstitution an: körperlich, die Durchhaltekraft und Widerstandsfähigkeit verlierend, und geistig, die Qualitäten der Selbstdisziplin und Ausdauer verlierend.

C. Ein Mund, der zwar vertikal, aber nicht horizontal größer ist

weist auf übermäßigen Konsum von Salz und Mineralien (Yang), zusammen mit Milchprodukten, raffiniertem Getreide und Mehlen, Obst und Zucker, Fetten und Getränken (Yin). Diese Mundform zeigt eine Tendenz zu chronischen Störungen der Verdauungsorgane. Dieser Zustand tritt auch bei Menschen auf, die während der Embryonalphase hochwertige Nahrungsmittel, während der kindlichen Wachstumsperiode aber Nahrungsmittel mit mehr Yin-Qualität erhielten. Dieser Typ ist konstitutionell Yang, konditionell Yin.

2. Spezielle Charakteristika

Neben den oben aufgeführten allgemeinen Tendenzen gibt es eine Reihe anderer Konditionen, die verschiedene Charakteristika aufweisen, und die entsprechend den Veränderungen in der Umwelt oder in der Ernährung sich entweder schnell oder langsam wandeln.

A. Die Farbe der Lippen
entspricht den Schwankungen der Blutqualität und des Kreislaufs:

Farbe	Kondition
Rosarot	Gute Blutqualität. Atmung, Kreislauf und Verdauung sind normal.
Leuchtend Rot	stark ausgedehnte Blutgefäße weisen darauf hin, daß die Atmungsfunktion nicht normal arbeitet. Der Blutdruck ist tendenziell zu hoch, die Durchblutung zu schnell. Es können akute Infektionen bestehen.
Weiß	Blutgefäße sind unnormal verengt, oder es besteht ein Hämoglobinmangel oder eine Verlangsamung des Blutkreislaufes. Anämie, Leukämie und ähnliche Blutkrankheiten erzeugen oft diese Lippenfarbe.
Dunkel	Das Blutplasma enthält übermäßig viel Salz und Fettsäuren, was eine Verlangsamung der Blutzirkulation verursacht sowie eine anomale Verengung der Blutgefäße. Störungen in den Nieren- und Harnfunktionen, in den Leber- und Gallenblasenfunktionen sind angezeigt.
Rötlich Dunkel	Übermäßiger Konsum von Eiweiß und gesättigten Fetten zusammen mit übermäßig viel Salz erzeugt oft diese Farbe. Sie zeigt Störungen der Herz- und Kreislauffunktionen, Lungen- und Atmungsfunktionen, Nieren- und Harnfunktionen sowie Störungen in den Leber-, Gallenblasen-, Milz- und Bauchspeichelfunktionen an.
Rosaweiß	Übermäßiger Konsum von Milchprodukten, Fetten, Zucker und Obst erzeugen oft diese Farbe, die geschwächte Lymphfunktionen und hormonale Störungen anzeigt. Allergien, Hautprobleme, Hodgkinsche Krankheit, Asthma und andere ähnliche Kreislauf-, Atmungs- und hormonale Störungen verursachen oft diese Farbe.
Dunkelviolett	Stagnation des Blutkreislaufes und ernsthafte Funktionsstörungen in den Blutzellen, verursacht durch unangemessene Ernährungspraktiken und die Degeneration der Hauptorgane wie Darm, Leber, Milz, Nieren und Lungen. Diese Farbe gilt als Zeichen für baldigen physischen Tod.

B. Unnormale Farben

können auch an bestimmten Stellen der Lippen für eine relativ kurze Zeit auftreten. Sie zeigen an, daß gegenwärtig unnormale Konditionen in bestimmten Bereichen des Körpers herrschen. Zum Beispiel:

Farbe	Kondition
Gelbe Schatten	Durch den übermäßigen Konsum von Geflügel und Eiern, Milchprodukten — vor allem Käse — sowie anderen Nahrungsmitteln, die einen hohen Anteil an gesättigten Fetten haben, sind die Leber- und Gallenblasenfunktionen gestört.
Weißliche Flecken	Übermäßig aufgenommene Milchprodukte und Fette werden ausgeschieden. Anzeichen von vorübergehenden Störungen in den Verdauungs-, Atmungs- und lymphatischen Funktionen.
Schwarze Punkte	Ausscheidung von Kohlehydraten, raffiniertem Zucker — Honig und Fruchtzucker mit eingeschlossen. Anzeichen von Störungen in den Nieren und den Harnfunktionen. Diese Stellen treten auch auf, wenn sich verhärtete Fette im Verdauungstrakt stauen.
Dunkle, rötliche Stellen	Stagnation des Blutkreislaufes in dem Teil des Verdauungstraktes, der mit dem Bereich des Mundes in Verbindung steht, wo die Punkte erscheinen.

C. Fest verschlossener und offener Mund

Ein Mund, der normal und natürlich geschlossen ist (A), mit Ausnahme beim Reden und Lachen, weist auf eine allgemein gute Kondition des Nervensystems und eine normale Kondition von Verdauungs- und Atmungsorganen (Abb. 25). Ein Mund hingegen, der in einem unnormalen Maße fest verschlossen ist (B) deutet auf Störungen in der Leber, der Gallenblase und den Nieren, hervorgerufen durch den übermäßigen Verzehr von Salz, Fleisch, Geflügel, Eiern und anderen tierischen Nahrungsmitteln hin. Auf der anderen Seite zeigt ein offener Mund (C) Störungen in den Verdauungs-, Atmungs- und Ausscheidungsfunktionen an, verursacht durch den übermäßigen Verzehr von rohem Gemüse, Obst, Fruchtsäften, Zucker und Süßmitteln, Drogen und Medikamenten sowie durch Überkonsum von Speisen und Getränken im allgemeinen.

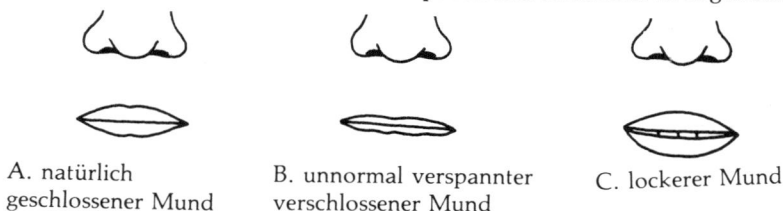

A. natürlich geschlossener Mund

B. unnormal verspannter verschlossener Mund

C. lockerer Mund

Abb. 25: Mundformen — Fest verschlossen oder offen

D. Geschwollene Lippen

verweisen auf Verdauungsprobleme (Abb. 26). Eine geschwollene und ausgedehnte Oberlippe weist auf Magenbeschwerden, verursacht durch den übermäßigen Verzehr von Nahrungsmitteln minderer Qualität. Eine geschwollene und ausgedehnte Unterlippe weist auf Darmprobleme, wie Blähungen, Verstopfung und Durchfall.

Mehr als siebzig Prozent der modernen Menschen leiden unter mindestens einer dieser Störungen und ihre Unterlippe ist wesentlich dicker als die Oberlippe. Wenn diese außerdem noch feucht ist, sind die Darmstörungen begleitet von Durchfall.

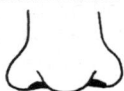

Oberlippe geschwollen: Unterlippe geschwollen: beide Lippen geschwollen:
Magenprobleme Darmprobleme Magen- und Darmprobleme

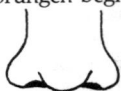

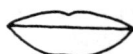

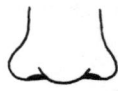

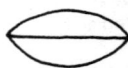

Abb. 26: Geschwollene Lippen

E. Krustenbildung in den Mundwinkeln

zeigt Verdauungsprobleme an, verursacht durch den übermäßigen Konsum von tierischem Eiweiß in Verbindung mit öligen und fettigen Nahrungsmitteln (Abb. 27). Diese Störungen treten vor allem im Bereich des Zwölffingerdarms auf. Weist die Kruste eine gelbe Farbe auf, bedeutet dies, daß die Ausscheidung von Galle aus Leber und Gallenblase unnormal ist, verursacht durch den Überkonsum von gesättigten Fetten aus Nahrungsmitteln wie Fleisch, Geflügel, Eier, Käse und fettigen Sorten Fisch und Meerestieren.

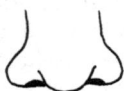

Abb. 27: Mund mit krustigen Stellen   Abb. 28: Mund mit vertikalen Falten

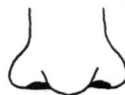

F. Vertikale Falten auf den Lippen

weisen auf einen Rückgang der hormonellen Funktionen, vor allem der Gonadenhormone, und zeigen an, daß die Sexualfunktionen abnehmen (Abb. 28). Außerdem treten diese Falten auch in Fällen von Dehydration (Austrocknung) auf, hervorgerufen durch Flüssigkeitsmangel oder übermäßigen Verzehr von trockenen Nahrungsmitteln und Salz.

G. Ein Mund mit einem klar ausgeprägten Rand

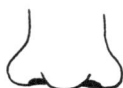

ist ein Ergebnis von angemessenen Mengen an Speisen und Getränken und zeigt, daß das Verdauungssystem in einer allgemein guten Kondition ist. Dagegen wird ein Mund mit unklaren Rändern durch übermäßige Mengen von Speisen und Getränken verursacht und zeigt eine Schwächung in den Verdauungs- und Ausscheidungsorganen an (Abb. 29).

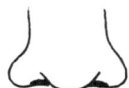

klar ausgeprägte Ränder   unklare Ränder

Abb. 29: Mundränder

H. Der mittlere Bereich der Lippen ist klar geformt

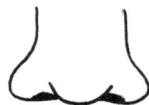

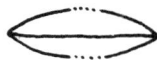

wenn während der Embryonalphase eine ausgewogene Ernährung, vor allem reich an Mineralien, verzehrt wurde (Abb. 30). Es zeigt an, daß das Herz, der Dünndarm und die sexuelle Energie in gutem Zustand sind. Auf mentaler Ebene zeigt es Ausdauer und eine starke Selbstständigkeit.

Andererseits weist ein unklar gebildeter mittlerer Lippenteil auf eine angeborene Schwächung des Herzen, des Dünndarms und der sexuellen Kraft sowie der Magen- und Bauchspeicheldrüsenfunktionen, verbunden mit einer Tendenz zu Verdauungsbeschwerden. In diesem Fall kann sich auch Diabetes entwickeln, falls eine übermäßige Menge an Süßigkeiten, Obst und fettigen Nahrungsmitteln über einen längeren Zeitraum hinweg verzehrt werden.

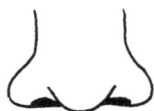

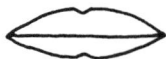

Der mittlere Bereich der   Der mittlere Bereich der
Lippen ist klar geformt   Lippen ist nicht klar geformt

Abb. 30: Der zentrale Bereich der Lippen

I. Erscheinen die Mundwinkel wie die Ecken eines Rechteckes,
wenn der Mund geöffnet ist oder lacht, wurde dies traditionell der ,,Teufelsmund"
genannt (Abb. 31). Dieser Mund entsteht durch den Überkonsum von tierischer Nahrung — vor allem wenig gekochtes Fleisch — und rohem Obst während der embryonalen und frühen Wachstumsphase. Es zeigt eine Tendenz zu egoistischem Verhalten.

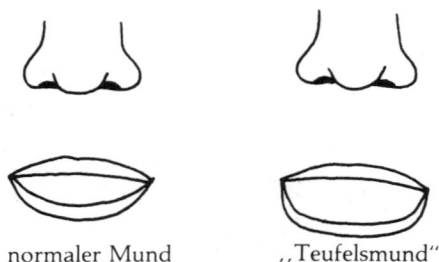

normaler Mund   ,,Teufelsmund"

Abb. 31: ,,Teufelsmund"

Die Zähne

Während der Kindheit haben wir 20 Zähne, als Erwachsene 32. Die Form und der
Zustand unserer Zähne deutet auf die Qualität der Nahrung, die während ihrer
Wachstumsperiode gegessen wurde. Abhängig von der Menge und der Qualität der
Nahrung können die Form, die Regelmäßigkeit, ja sogar die Anzahl der Zähne variie-
ren. Es folgen nun einige Anhaltspunkte für die Diagnose (siehe Abb. 32).

A. Die Anzahl der Zähne
Erwachsene haben gewöhnlich 32 Zähne: acht Schneidezähne, vier Eckzähne, acht
vordere Backenzähne und zwölf Backenzähne. Trotzdem wächst die komplette Anzahl der Backenzähne nur dann, wenn eine ausgewogene Ernährungsweise eingehalten
wird. Vor allem eine Ernährung, der es an Getreide mangelt, kann die Ursache für das
Fehlen der dritten Backenzähne — der Weisheitszähne — sein, oder diese können unnormal wachsen und Schmerzen und Verformungen verursachen.

B. Die Richtung des Wachstums
Vorderzähne, die nach außen wachsen (a) weisen auf übermäßige Yin-Nahrung, wie
rohes Gemüse, Obst und Säfte, die über mehrere Jahre während des Wachstums der
Zähne gegessen wurde, hin. Andererseits weisen Zähne, die nach innen wachsen (b)
darauf, daß mehr Yang-Nahrung gegessen wurde — tierische Nahrung, trockene
Mehlprodukte und eher salzige, verkochte Nahrung. Zähne, die gerade gewachsen
sind (c) und gut aufeinander beißen, zeigen an, daß die Ernährung ausgewogen war.

C. Unregelmäßiges Wachstum

Wachsen die Zähne in verschiedene Richtungen, weist das darauf hin, daß die Ernährung während ihres Wachstums chaotisch war, ohne Regelmäßigkeit in der täglichen Nahrungsaufnahme. Dies resultiert in einer disharmonischen körperlichen und geistigen Kondition. Menschen mit derart unregelmäßigem Zahnwachstum neigen zu häufigem Wechsel ihrer Meinung und Einstellung.

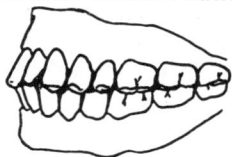

a. Die Vorderzähne wachsen nach außen   b. Die Zähne wachsen nach innen

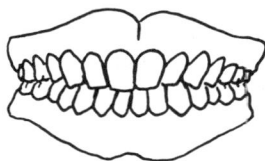

c. Die Zähne wachsen generell gerade

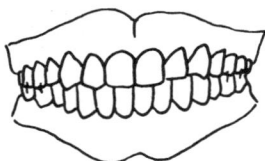

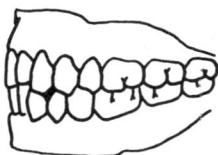

d. Zwischenräume zwischen den Zähnen

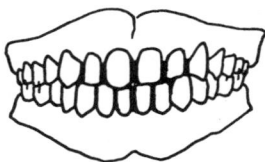

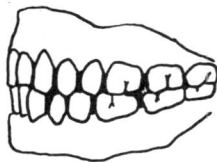

Abb. 32: Wachstumsarten von Zähnen

D. Zwischenräume zwischen den Zähnen (Siehe Abb. 32),

bedingt durch die Expansion von Kiefer und Zahnfleisch, werden verursacht durch ein Übermaß an Yin-Nahrung. Menschen mit dieser Erscheinung neigen dazu, in Denken und Lebenseinstellung zerstreut zu sein. Ein Zwischenraum zwischen den beiden vorderen Hauptschneidezähnen wurde traditionell als „Zeichen der Trennung" bezeichnet, oder als Zeichen dafür, daß das elterliche Zuhause zu früh verlassen wird. Gleichermaßen wurde auch gesagt, daß es dieser Person nicht möglich sein wird, die Eltern zum Zeitpunkt ihres Todes zu sehen.

E. Die Größe der Zähne

Größere Zähne sind das Ergebnis einer vergleichsweise yinnen Nahrungsweise, reich an Eiweiß und Fett, während kleinere Zähne darauf hinweisen, daß die Nahrung reich an Kohlehydraten und Mineralien war.

F. Unnatürliche Zahnoberfläche

Vertikale Linien in der Zahnoberfläche werden durch den übermäßigen Konsum von Salz und Kohlehydraten und einen Mangel an Eiweiß und Fett verursacht (Abb. 33). Zähne mit kleinen, stecknadelkopfähnlichen Punkten sind ebenfalls das Ergebnis eines Mangels an Eiweiß guter Qualität sowie an Fett und frischem Gemüse und eines Übermaß an Salz und Mineralien. Gezackte Ränder an den Vorderzähnen haben oft die gleiche Ursache.

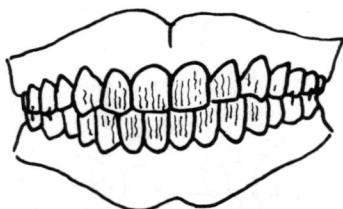

a. Zähne mit vertikalen Linien   b. Zähne mit nadelspitzgroßen Punkten

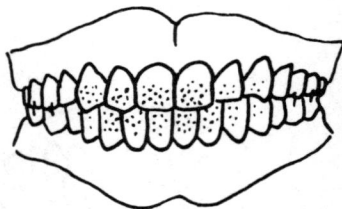

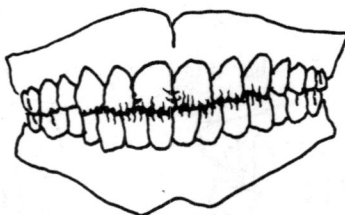

c. Vorderzähne mit gezackten Rändern

Abb. 33: Unnormale Zähne

G. Zahnverfall,

Karies, Wurzelfäulnis und das Ausfallen von Zähnen werden durch unausgewogene Ernährung verursacht. Übermäßiger Konsum von Einfachzucker und Produkten aus Auszugsmehlen sind oft die Hauptursache, weil diese Nahrungsmittel Mineralien und einige Vitamine verbrennen, wenn sie in den Blutstrom gelangen.

· Zahnverfall tritt symetrisch auf, indem die Zähne im allgemeinen einer nach dem anderen in einem bestimmten Muster befallen werden. Verfällt zum Beispiel ein Zahn im oberen rechten Kieferbereich, so ist der entsprechende Zahn im oberen linken Bereich wahrscheinlich auch befallen, oder der sich direkt unterhalb befindende Zahn im unteren rechten Kiefer verfällt auch. Die 32 Zähne stehen mit den 32 Wirbeln in Verbindung, und somit zu allen Hauptorganen und -drüsen. Wenn ein Zahn fault, so bedeutet dies, daß das entsprechende Organ und die entsprechende Drüse geschwächt sind. Zum Beispiel sind einige Zahn-Organ-Verbindungen wie folgt:

Zähne	Organe und Funktionen
Schneidezähne	Atmungs- und Kreislauforgane und Drüsen
Eckzähne	Leber, Gallenblase, Milz, Bauchspeicheldrüse, Magen
Vordere Backenzähne	Oberer Darmbereich, Ausscheidungssystem
Hintere Backenzähne	Unterer Verdauungstrakt, vor allem Dünn- und Dickdarm, Fortpflanzungsorgane und -drüsen

H. Die Farbe der Zähne

Gesunde Zähne haben normalerweise eine leichte Elfenbeinfarbe. Andere Farben deuten auf bestimmte unnormale Konditionen, die durch Rauchen, Trinken und bestimmte Nahrungsmittel verursacht werden:

— *Eine leicht gelbliche Farbe* kann durch mangelndes Zähneputzen verursacht worden sein, eine stark gelbe oder braune Farbe resultiert aus dem Rauchen.
— *Eine graue Farbe* entsteht aus einem Mangel an frischem Blattgemüse und kann Störungen von Leber, Gallenblase, Milz und Bauchspeicheldrüse anzeigen.
— *Eine leicht violette Farbe* wird durch den Konsum von extremer Yin-Nahrung, wie bestimmte Obst- und Saftsorten, verursacht und weist auf eine mögliche Schwächung der Atmungsfunktionen.

I. Zähne, die leicht brechen,

weisen auf einen Überkonsum von trockenen Mehlprodukten und Salz, vor allem, wenn diese nach einem langjährigen Konsum von Milch und Zucker verzehrt werden.

J. Mangelhaftes Zahnwachstum,

vor allem während der Kindheit, entsteht nicht nur durch eine unausgewogene Ernährung, sondern auch durch den übermäßigen Verzehr von Milch über eine ungewöhnlich lange Zeitspanne. Sogar Muttermilch schwächt die wachsenden Zähne, wenn sie über die angemessene Periode hinaus weiter gegeben wird. Wenn ein Kleinkind anfängt zu zahnen, ist es an der Zeit, das Stillen zu reduzieren.

K. Krumme Zähne,

die oft Druck auf andere Zähne ausüben, werden verursacht durch übermäßigen Verzehr von Fleisch, Geflügel, Eiern, Milchprodukten und Zucker, Obst und synthetischen Erfrischungsgetränken und einen Mangel an Getreide, Bohnen und Gemüse.

Das Zahnfleisch und die Mundhöhle

A. Geschwollenes Zahnfleisch,
oft begleitet von Schmerzen und Entzündungen, wird in vielen Fällen verursacht durch den übermäßigen Verzehr von Flüssigkeit, Öl, Zucker, Obst, Erfrischungsgetränken und Säften.

B. Sich zurückbildendes Zahnfleisch
wird durch den Überkonsum von Yang-Nahrung — wie tierische Produkte, Salz und trockene Nahrungsmittel — oder den Überkonsum von Yin-Nahrung — wie Zucker, Honig, Schokolade, Erfrischungsgetränke, Obst und Säfte — verursacht.

C. Unnormal rotes oder violettes Zahnfleisch,
das nicht geschwollen ist, wird durch eine Kombination von Yang (tierischer Nahrung oder Salz) und Yin (Zucker, Säfte, Erfrischungsgetränke und chemische Bestandteile) hervorgerufen. Ähnliche Farben, begleitet von Schwellungen, werden durch den übermäßigen Konsum von Yin-Speisen und -Getränken verursacht.

D. Bleiches, weißliches Zahnfleisch
weist auf schlechten Kreislauf sowie auf einen Hämoglobinmangel im Blut, verursacht durch Anämie aufgrund von unausgewogener Ernährung, hin.

E. Pickel,
die in der Innenseite der Mundhöhle auftreten, sind Folgen eines oder aller folgenden Faktoren: übermäßiges Eiweiß, Fett und Öl, sowohl aus tierischen als auch pflanzlichen Quellen, Zucker und Zuckerprodukte.

F. Zahnfleischbluten
wird in den meisten Fällen verursacht durch aufgebrochene Blutgefäße, die durch einen Mangel an Salz und anderen Mineralien im Blutfluß geschwächt wurden. In seltenen Fällen kann die Ursache auch ein Übermaß an tierischer Nahrung, trockenen Mehlprodukten, Salz und Mineralien, und ein Mangel an frischem Gemüse und Obst, wie im Falle von Skorbut, sein.

G. Entzündungen tief in der Kehle,
mit oder ohne Schwellung der Mandeln, sind durch ein Übermaß an Yin-Nahrung — wie Obst, Säfte, Zucker, Soda, eiskalte Getränke, ebenso wie Milch, wie bei Mandelentzündung — verursacht. Werden die Entzündungen von weißen Flecken tief in der Kehle begleitet, weist dies auf die gleiche Ursache, verbunden mit dem Überkonsum von tierischen Fetten, wie dem Fett in Fleisch, Geflügel und Eiern, und allen Milchprodukten, wie bei Diphterie, hin.

Die Zunge und das Zäpfchen

Die Zunge und das Zäpfchen zeigen ebenfalls die körperliche und geistige Konstitution und auch die gegenwärtige Kondition an (Abb. 34).

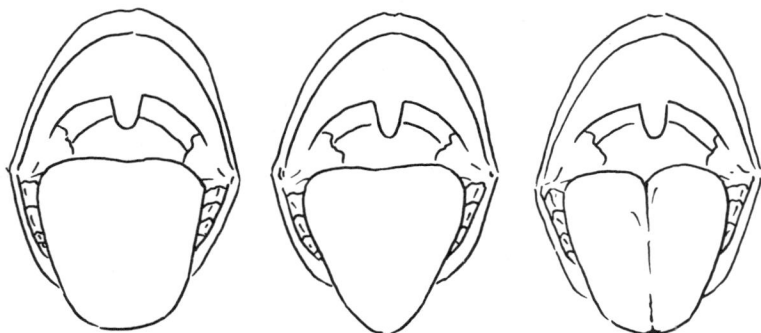

a. breite Zunge   b. schmale Zunge mit   c. Zunge mit geteilter
mit runder Spitze   scharfem, spitzem Ende   Spitze

Abb. 34: Die Formen der Zunge

A. Die Form der Zunge variiert von Person zu Person:

— *Eine breite Zunge mit einer runden Spitze* entsteht, wenn die Mutter während der Schwangerschaft überwiegend pflanzliche Nahrung zu sich nimmt. Die physiologischen und psychologischen Konditionen dieser Person sind im allgemeinen harmonisch, sanft und verständnisvoll.

— *Eine schmale Zunge mit einem scharfen, spitzen Ende* ist durch den starken Verzehr von tierischer Nahrung während der Schwangerschaft verursacht. Eine Person mit einer derartigen Zunge tendiert dazu, körperlich rigide und verspannt und mental aggressiv und offensiv, verbunden mit Engstirnigkeit, zu sein.

— *Eine Zunge mit einer gespalteten Spitze* wird durch den häufigen Verzehr von roher tierischer und pflanzlicher Nahrung während der embryonalen Phase hervorgerufen und zeigt eine Tendenz zu Unentschlossenheit und Wechselhaftigkeit an.

— *Eine flache Zunge* kommt vom Verzehr von Getreide und Gemüse während des embryonalen und frühkindlichen Wachstums und zeigt eine Tendenz zur Harmonie mit der Umwelt an.

— *Eine dicke Zunge* ist durch den übermäßigen Konsum von tierischer Nahrung, Eiweiß und Fett während des embryonalen und kindlichen Wachstums verursacht und zeigt einen eher aktiven, offensiven und aggressiven Charakter an.

B. Die Zunge repräsentiert den gesamten Verdauungstrakt
und jeder Bereich der Zunge korrespondiert mit einem bestimmten Bereich im Verdauungssystem (Abb. 35):

— *Der Zungenspitzenbereich* (A) korrespondiert mit dem Mastdarm und dem absteigenden Dickdarm.

— *Die äußeren Bereiche* (B) korrespondieren mit dem Dickdarm.

— *Der mittlere Bereich* (C) korrespondiert mit dem Dünndarm.

— *Der hintere Randbereich* (D) korrespondiert mit dem Zwölffingerdarm, der Leber, der Gallenblase und der Bauchspeicheldrüse.

— *Der nähere hintere Bereich* (E) korrespondiert mit dem Magen.

— *Der hintere Bereich* (F und die „Zungenwurzel") korrespondiert mit der Speiseröhre.

— *Die Unterseite* (G) spiegelt die Kondition des Blutes und des lymphatischen Kreislaufes in jedem korrespondierenden Bereich wieder.

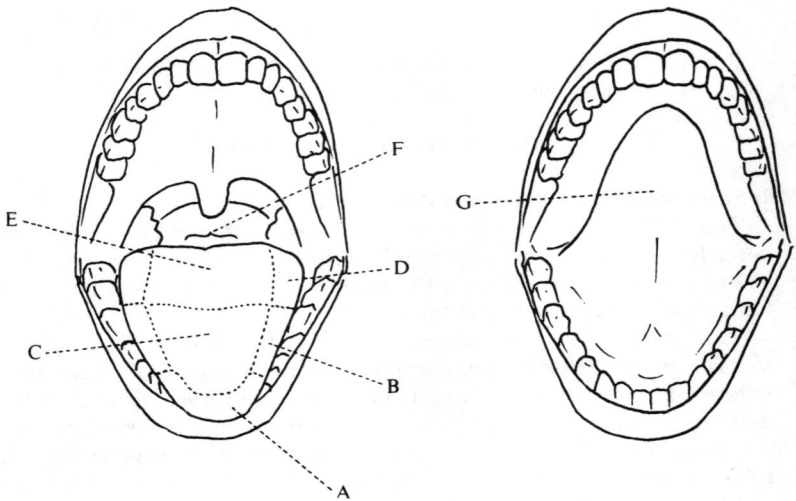

Ober- und Unterseite der Zunge

Abb. 35: Bereiche der Zunge, die mit den inneren Organen korrespondieren

C. Die Farbe der Zungenoberseite
Entsprechend den oben erwähnten korrespondierenden Bereichen zeigt ein Wechsel der Farbe in einem Bereich eine unnormale Kondition des korrespondierenden Organs oder der entsprechenden Region an:

Farbe	Kondition
Dunkelrot	Entzündung, Geschwür oder Krebs
Weiß	Verlangsamung und Stagnation des Blutkreislaufes, Akkumulation von Fett und Schleim, Anämie, Hämoglobinmangel
Gelbe Farbe und Schicht	Entzündung und übermäßige Sekretion, verursacht durch übermäßige Gallenflüssigkeit aus Leber und Gallenblase, Akkumulation von Fett, hauptsächlich von Geflügel, Eiern und Milchprodukten
Weiße Flecken	Ausscheidung von Milchprodukten, Fett und Öl, sowohl tierischer als auch pflanzlicher Art. Allgemeine Erschöpfung der Verdauungsfunktionen
Blau-violett	Übermäßiger Verzehr von Yin-Nahrung wie Obst, Säfte, Erfrischungsgetränke, Drogen und Medikamente sowie Zucker

D. Die Farbe der Zungenunterseite

Farbe	Kondition
Übermäßig rote Farbe	Entzündung, übermäßige Flüssigkeit oder übermäßiges Hämoglobin im Blut verursacht durch übermäßigen Konsum von Flüssigkeit, Obst, Säften und tierischer Nahrung
Übermäßig blau und grün	Störungen in den Blutgefäßen, verursacht durch den übermäßigen Konsum von tierischen Fetten, Milchprodukten, Obst, Säften und Zucker
Übermäßig gelb	Entzündung oder Ansammlung von Fett und Schleim, verursacht durch die übermäßige Aussonderung von Galle oder durch den übermäßigen Konsum von Milchprodukten, Geflügel und Eiern
Übermäßig violett	Störungen in den Blutgefäßen und dem lymphathischen Fluß, verursacht durch den Überkonsum von Zucker, Obst, Säften, chemischen Zusätzen, Drogen und Medikamenten

E. Pickel auf der Zunge

werden bei der Ausscheidung von überschüssigem Eiweiß, Fett oder Zucker aus tierischen und pflanzlichen Quellen hervorgebracht. Sie entstehen oft durch eine Kombination von Fisch und Obst, Fleisch und pflanzlichem Öl, Mehl und Milchprodukten, Eiern und Zitrussaft.

2. Die Augen und die Augenbrauen

Die Augenbrauen

Die Augenbrauen spiegeln das Nerven-, Kreislauf- und Ausscheidungssystem wider, und sie offenbaren so die Konstitution, die während der Schwangerschaft entwickelt wurde, ebenso wie die gegenwärtige Kondition. Die Augenbrauen als Ganzes zeigen die Geschichte der persönlichen Entwicklung während der Schwangerschaft auf. Der innere Teil der Brauen spiegelt die früh-embryonale Phase, der mittlere Teil die mittlere Phase und das Ende der Brauen die letzte Phase der Schwangerschaft wider (Abb. 36). Da der Verlauf des Lebens nach der Geburt im allgemeinen den Wachstumsprozeß, wie er sich während der Schwangerschaft abgespielt hat, wiederholt, zeigen diese Bereiche der Augenbrauen auch entsprechend die Jugend, den mittleren Lebensabschnitt und das Alter, also das gesamte Leben einer Person, an.

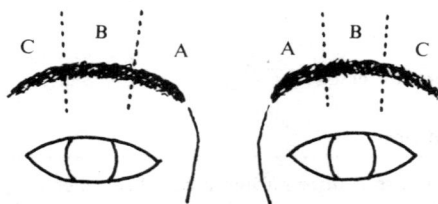

Linke Augenbraue — mehr der Einfluß des Vaters
Rechte Augenbraue — mehr mütterlicher Einfluß

A — frühes Stadium der Schwangerschaft; Jugend
B — mittleres Stadium der Schwangerschaft; mittleres Lebensalter
C — letztes Stadium der Schwangerschaft; Alter

Abb. 36: Bereiche der Augenbrauen

1. Der Zwischenraum zwischen den Augenbrauen

Der Zwischenraum zwischen den Augenbrauen ist ein Ergebnis der Eßgewohnheiten der Mutter während der Schwangerschaft, vor allem während des dritten und fünften Monats. Ein kleiner Zwischenraum wird hervorgerufen durch den Konsum von übermäßig viel tierischer Nahrung, vor allem Fleisch, Geflügel, Eier, Fisch und Kaviar, ebenso wie überkochtem Essen, das mit sehr viel Salz gewürzt wurde (Abb. 37). Auf der anderen Seite wird ein größerer Zwischenraum dadurch verursacht, daß die Mutter viel Milch, Zucker, Obst, Erfrischungsgetränke und rohes Blattgemüse, ebenso wie Gemüse und Früchte tropischen Ursprungs zu sich nahm.

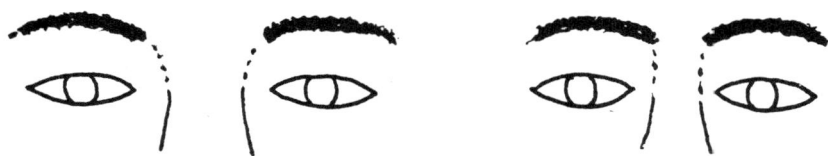

großer Abstand zwischen	geringer Abstand zwischen
den Augenbrauen	den Augenbrauen

Abb. 37: Zwischenraum zwischen den Augenbrauen

Eine geringere Distanz zwischen den Augenbrauen zeigt an, daß Organe wie die Leber, die Bauchspeicheldrüse, die Niere, das Herz und andere yange, kompakte Organe und Drüsen tendentiell leichter anfällig sind für Probleme, als Ergebnis der übermäßigen Aufnahme von Yang-Nahrung während der Wachstumsperiode. Eine größere Distanz zwischen den Augenbrauen hingegen zeigt, daß Störungen in den Organen wie Lunge, Darm, Blase und Gallenblase auftreten können, als ein Ergebnis des übermäßigen Verzehrs von Yin-Nahrung während der Wachstumsperiode. Geistig weist der kürzere Abstand auf Engstirnigkeit und störrische Entschlossenheit und emotionale Schärfe, während der größere Abstand auf Unentschlossenheit, Unsicherheit und mangelnde Entschlossenheit deutet. Ein auffallend großer Abstand zwischen den Brauen wurde traditionell als „das Zeichen einer Witwe" oder als Zeichen von Trennung bezeichnet.

2. Der Winkel der Augenbrauen

Der Winkel, den die Augenbrauen beschreiben, zeigt auch die körperliche und geistige Konstitution an und wurde durch die Nahrung, die die Mutter während der Schwangerschaft zu sich nahm, beeinflußt (Abb. 38).

A. Schräg nach oben verlaufende Augenbrauen
wurden durch den Verzehr von übermäßigen Mengen tierischer Nahrung verursacht und stellen einen eher aggressiven und offensiven Charakter dar. Anfälligkeit für Leber- und Herzprobleme ist angezeigt.

B. Schräg nach unten laufende Augenbrauen
entstehen durch den Konsum von wenig tierischen Nahrungsmitteln und dafür mehr Nahrung pflanzlicher Qualität und deuten auf einen sanften und verständnisvollen Charakter mit Anfälligkeit für Nieren- und Darmprobleme. Tendenziell kann man im allgemeinen feststellen, daß Augenbrauen, die durch tierische Nahrung entstanden, eine kürzere Lebenserwartung anzeigen, während durch Pflanzen beeinflußte Augenbrauen ein mögliches langes Leben andeuten.

65

C. Ein harmonisch ausgewogener Winkel

Sanft gebogene Augenbrauen, entwickelt durch ausgewogene Nahrung der Mutter während der Schwangerschaft, weisen auf körperliche und geistige Ausgeglichenheit.

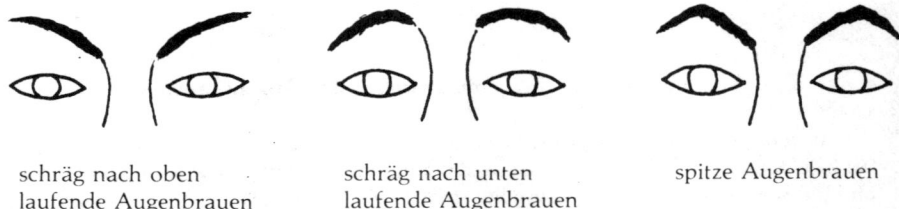

schräg nach oben
laufende Augenbrauen

schräg nach unten
laufende Augenbrauen

spitze Augenbrauen

Abb. 38: Die Winkel der Augenbrauen

D. Spitze Augenbrauen,

deren innerer Teil schräg nach oben verläuft, während der äußere Teil sich nach unten biegt, zeigen an, daß während der ersten Phase der Schwangerschaft sehr viel Fleisch verzehrt wurde und im letzten Teil der Schwangerschaft mehr pflanzliche Nahrung verspeist wurde. Eine Person mit derartigen Augenbrauen hat im allgemeinen die Tendenz, körperlich und sozial eher aktiv zu sein, aber mental eher sanft und manchmal schüchtern. Während der Jugendzeit ist sie mehr körperlich und sozial aktiv, im späteren Abschnitt ihres Lebens dann aber mehr mit geistigen und spirituellen Dingen beschäftigt. In diesem Falle sind die Nieren, die Leber und die Milz leichter anfällig, und zwar durch übermäßige Yin- und Yang-Nahrung.

3. Der Zustand der Augenbrauenhaare

A. Die Dicke der Haare

zeigt den Grad der Vitalität an. Je dichter die Augenbrauen, um so energetischer ist die Person, je dünner, um so energieloser (Abb. 39).

B. Längeres Haar

in den Augenbrauen weist auf einen eher geistig und spirituell aktiven Charakter, während kürzeres Haar auf einen mehr körperlich aktiven Charakter weist.

C. Breite, volle Augenbrauen

weisen auf aktive Vitalität, schmale Augenbrauen auf weniger Vitalität hin. Schmaler werdende Augenbrauen bedeuten körperliche und geistige Degeneration.

66

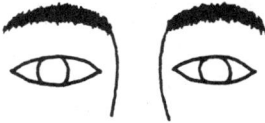

dicke Augenbrauen

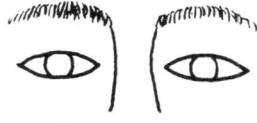

dünne Augenbrauen

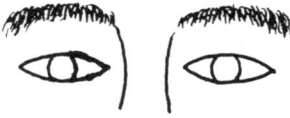

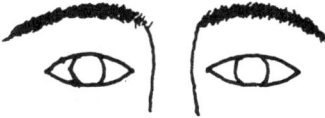

langes Augenbrauenhaar

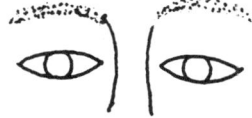

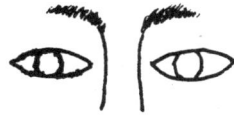

kurzes Augenbrauenhaar

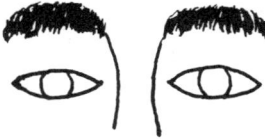

breite Augenbrauen

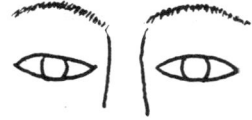

dünne Augenbrauen

lange Augenbrauen

schmale Augenbrauen

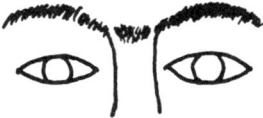

Haare zwischen den
Augenbrauen

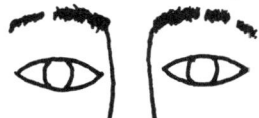

unterbrochene
Augenbrauen

Abb. 39: Verschiedene Arten von Augenbrauen

D. Lange Augenbrauen

weisen auf ein langes Leben, kurze Augenbrauen auf ein kurzes (ähnlich den Lebenslinien auf der Handfläche). Wenn die Augenbrauen kürzer werden, findet körperliche Degeneration statt und schwerwiegende Funktionsstörungen schreiten fort.

E. Wenn sich die Farbe der Augenbrauenhaare verändert,

deutet dies auf eine grundlegende Veränderung der körperlichen und geistigen Kondition. Wenn die Augenbrauen sich von einer normalen dunkleren Farbe zu Grau oder Weiß verwandeln, wird dies entweder durch zunehmendes Alter verursacht oder durch den Konsum von extrem viel Salz und Mineralien. Wenn sich die Augenbrauenfarbe in eine hellere Farbe verwandelt, wird dies verursacht durch den Verzehr von übermäßig viel Mineralien und tierischer Nahrung. Ein Wechsel zu einer dunkleren Farbe wird durch den Verzehr von mehr pflanzlicher Nahrung hervorgerufen.

F. Zwischen den Augenbrauen wachsendes Haar

entsteht durch den Verzehr von Milchprodukten und fetter tierischer Nahrung im Laufe des dritten und vierten Schwangerschaftsmonats. Wenn eine Person diese Art von Augenbrauen hat, sind die Leber, die Bauchspeicheldrüse und die Milz tendentiell leichter anfällig für Störungen, verursacht durch den übermäßigen Konsum von tierischer Nahrung und öligen oder fettigen Nahrungsmitteln, Milchprodukte mit einbegriffen.

G. Unterbrochene oder gebrochene Augenbrauen

deuten auf die Möglichkeit hin, daß sich in einem bestimmten Lebensabschnitt eine ernsthafte Krankheit entwickelt (vergleiche mit der unterbrochenen Lebenslinie in der Handfläche).

Die Augen

Die Augen repräsentieren die gesamte körperliche, geistige und spirituelle Kondition. Die Augen sind eines unserer ausdrucksstärksten Instrumente, die körperliche, geistige und spirituelle Veränderungen anzeigen. Die Augen verraten alles!

1. Der Abstand zwischen den Augen

A. Ein geringer Abstand

resultiert, ebenso wie bei den Augenbrauen, aus Nahrung mit starker Yang-Qualität, die während der frühen Schwangerschaftsphase gegessen wurde, un weist auf einen aggressiven, engstirnigen und sturen Charakter hin, jedoch mit einer emotionellen und intellektuellen Schärfe (Abb. 40). Potentiell sind die Organe im mittleren Bereich des Körpers, wie Leber, die Bauchspeicheldrüse, die Milz und die Nieren leichter anfällig für Störungen durch den übermäßigen Verzehr von tierischer Nahrung.

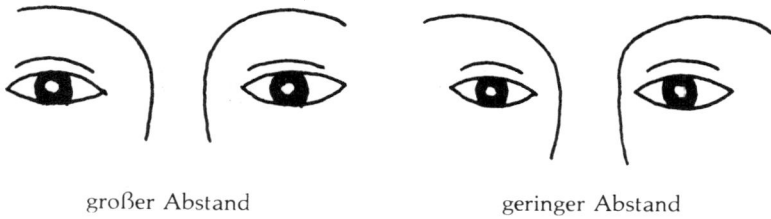

groß er Abstand   geringer Abstand

Abb. 40: Abstand zwischen den Augen

B. Ein groß er Abstand zwischen den Augen
resultiert aus Nahrung mit mehr Yin-Qualität, wie Salat, Zucker, Erfrischungsgetränke und Obst, und weist auf einen eher freien, unentschlossenen, langsamen, aber sanften Charakter hin. Die Organe im mittleren Körperbereich haben die Tendenz, leichter durch ein Übermaß an Yin-Nahrung in Mitleidenschaft gezogen zu werden, vor allem durch Zucker, Erfrischungsgetränke, tropische Früchte und aromatisierte, stimulierende Nahrung und Getränke.

2. Der Winkel der Augen

A. Augen, die sich am äuß eren Rand nach oben neigen,
resultieren aus dem Verzehr von gut gekochtem und gut gesalzenem Getreide und Gemüse, das die Mutter während der Schwangerschaft zu sich nahm, und deuten auf eine Tendenz zu einem emotional und intellektuell klaren Charakter (Abb. 41).

B. Augen, die sich an den Enden nach unten neigen,
werden hingegen verursacht durch den Verzehr von weniger gekochter, weniger gesalzener pflanzlicher Nahrung während der Schwangerschaft, Obst und Obstsäfte eingeschlossen, und deuten auf einen sanfteren und gutmütigeren Charakter hin.

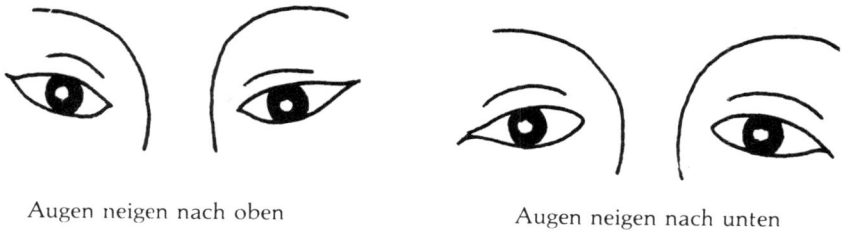

Augen neigen nach oben   Augen neigen nach unten

Abb. 41: Der Winkel der Augen

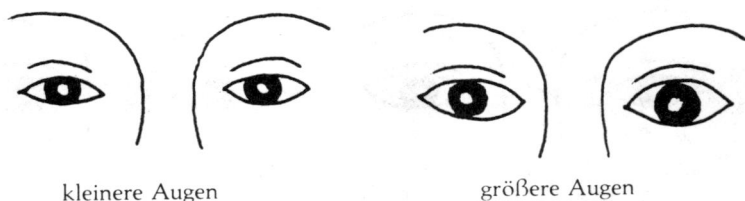

kleinere Augen   größere Augen

Abb. 42: Größe der Augen

3. Die Größe der Augen

A. Kleine Augen
werden durch Yang-Nahrung, die während der Zeit der Schwangerschaft wie auch während der Wachstumsperiode der Kindheit verzehrt wurde, hervorgerufen (Abb. 42). Sie zeigen einen eher entschlossenen, aktiven und selbstsicheren Charakter, verbunden mit körperlicher Kraft, Vitalität und Ausdauer, an. Sind die Augen anormal klein, weist dies auf eine Tendenz zu einem scharfen, aggressiven Charakter hin.

B. Große Augen
werden durch die Aufnahme von Yin-Nahrung verursacht und weisen auf einen eher sensiblen, empfindlichen und sanften Charakter. Anormal große Augen indizieren Nervenstörungen, wie Überempfindlichkeit, Reizbarkeit, Nervosität, Schüchternheit und mangelndes Selbstvertrauen.

Im allgemeinen ist es für Männer wünschenswerter, kleinere und engere Augen zu besitzen, und für Frauen, offenere und rundere Augen zu haben.

4. Das Augenlid und die Wimpern

A. Einfache, stramme Lider
resultieren aus dem Konsum von gut gekochtem Getreide und Gemüse während der Schwangerschaft und zeigen eine Tendenz zu geistiger Klarheit (Abb. 43).

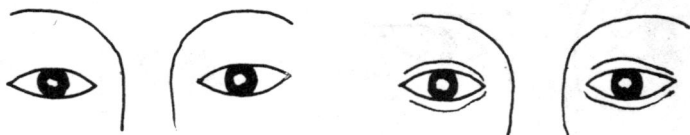

einfache und stramme Augenlider   doppelte und lose Augenlider

Abb. 43: Die Augenlider

B. Doppelte und schlaffe Augenlider

entstehen durch Aufnahme von großen Mengen an Fett und Flüssigkeit durch die Mutter während der Schwangerschaft und repräsentieren oft körperliche Kraft. Trotzdem zeigen Augenlider, die geschwollen und rot oder violett sind, eine gegenwärtige übermäßige Aufnahme von Obst, Zucker, Erfrischungsgetränken, Gemüse tropischen Ursprungs und zahlreicher alkoholischer und stimulierender Getränke, an. Diese Kondition kann ebenfalls auf die Einnahme von Drogen und Medikamenten weisen. Allgemeine Schwäche in den Verdauungsfunktionen und anormale Sensibilität der Nervenfunktionen sind angezeigt. Die Organe, die hauptsächlich angegriffen sind, sind Nieren, Darm, Milz, Leber und die Fortpflanzungsorgane sowie auch die Hormonfunktionen.

C. „Das Auge des Phönix"

Der Bereich des inneren Lides, in Abb. 44 als Bereich „x" bezeichnet, variiert entsprechend der Konstitution, so wie sie im Mutterleib entwickelt wurde. Ist der Bereich „x" flach und klar, wurde das traditionell als „Das Auge des Phönix" bezeichnet und als ein Zeichen für Führungsqualitäten angesehen. Ist jedoch kein Bereich „x" vorhanden, oder ist dieser Bereich geschwollen, so deutet dies auf einen Mangel an klarer Urteilsfähigkeit.

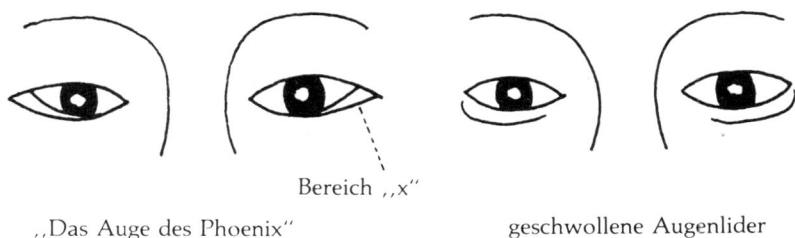

Bereich „x"

„Das Auge des Phoenix"   geschwollene Augenlider

Abb. 44: Die Augenlider

D. Blinzeln

Die Häufigkeit im Blinzeln ist bei Kindern, deren Konstitutionen mehr yang, kräftig und aktiv sind, geringer. Sie steigt an, wenn das Erwachsenenalter erreicht ist. Im Durchschnitt zwinkert ein gesunder Erwachsener ungefähr dreimal pro Minute. Eine Person, die wesentlich weniger zwinkert, ist zu dem Zeitpunkt in einer mehr aktiven, aufmerksamen Kondition, und zwar sowohl auf körperlicher wie auf geistiger Ebene. Eine Person, die mehr als dreimal pro Minute blinzelt, ist in einem Zustand abnehmender Gesundheit, verursacht durch den Konsum von übermäßiger Flüssigkeit, Obst, Zucker und anderen Yin-Speisen und -Getränken. Wenn das Blinzeln anormal häufig ist, leidet die Person unter Nervenstörungen und durchlebt extreme Sensibilität, Angst, Schüchternheit und Reizbarkeit.

E. Lange Augenwimpern

zeigen die Aufnahme von übermäßiger Flüssigkeit, rohem Obst und Gemüse und anderer Yin-Nahrung an (Abb. 45).

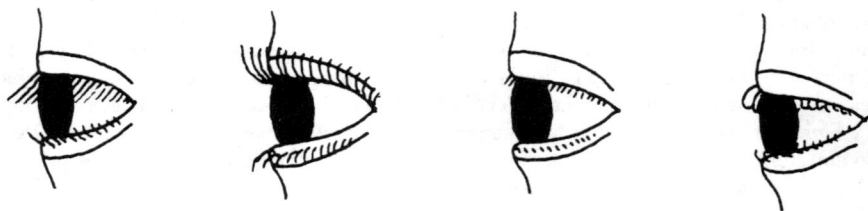

lange Wimpern nach außen gebogen kurze Wimpern nach innen gebogen

Abb. 45: Verschiedene Arten von Augenwimpern

F. Wenn sich die Wimpern nach außen biegen,
weist dies auf eine anormale Sensibilität und deutet darauf, daß die Fortpflanzungsfunktionen sich in einem Zustand der Degeneration befinden, verursacht durch den Konsum von übermäßiger Yin-Nahrung wie Obst, Obstsäfte, Wein, Zucker, Süßigkeiten, Erfrischungsgetränke, aromatisierte und stimulierende Speisen und Getränke sowie Drogen und Medikamente während der Kindheit.

G. Kurze Wimpern
entstehen durch die Aufnahme von Nahrung mit stärkerer Yang-Qualität, wie gut gekochte, salzige Nahrung, geröstete und gebackene Nahrung, gekochte tierische Nahrung und wenig Verzehr von Getreide und Gemüse.

H. Wimpern, die sich nach innen biegen
deuten auf eine übermäßige Aufnahme von stark yanger Nahrung, wie große Mengen Salz, Fleisch, Eier, Fisch, Kaviar und Geflügel ohne genügend Getreide und Gemüse, um diese Nahrungsmittel auszugleichen. In diesem Fall sind die Fortpflanzungsfunktionen oft anormal, vor allem bei Frauen, die Menstruationskrämpfe oder völliges Ausbleiben der Menstruation, verursacht durch ein Zusammenziehen der Eierstöcke, erfahren können.

5. Veränderungen der Farbe um die Augen herum

Die Farben um die Augen variieren entsprechend den verschiedenen körperlichen und geistigen Konditionen und sie wechseln täglich entsprechend unserer täglichen Gesundheit.

A. Klare, saubere, natürliche Hautfarbe
Diese Farbe zeigt gute körperliche und geistige Gesundheit, das Ergebnis einer vernünftigen Ernährungs- und Lebensweise. Alle körperlichen und geistigen Funktionen arbeiten harmonisch.

B. Dunkle Farbe

tritt auf bei einer übermäßigen Yang-Kondition, was eine Kontraktion der Nieren und eine Erschöpfung der Nebennieren- und Gonadenhormone mit einschließt. Deshalb kann diese Farbe durch den übermäßigen Konsum von Salz und gerösteter, gebackener oder getrockneter Nahrung hervorgerufen werden. Sie tritt ebenso nach übermäßigem Geschlechtsverkehr auf, vor allem bei Personen, deren Nieren und Ausscheidungsfunktionen schwach sind. Sie weist ebenfalls auf stagnierenden Stoffwechsel in den Nieren, dem Ausscheidungssystem, den Eierstöcken, Hoden und Fortpflanzungsfunktionen.

C. Rötliche Farbe

tritt auf, wenn die Blutgefäße erweitert sind durch übermäßige Yin-Nahrung und -Getränke, wie Obst, Säfte und Zucker, und es zeigt an, daß Herz und Kreislaufsystem überlastet sind. Röte auf den Lidern kann von Zeit zu Zeit auftreten und bedeutet ein extremes Stadium der beschriebenen Kondition verbunden mit Nervosität. Sie kann bei Frauen, deren Menstruationszyklus unregelmäßig ist, auftreten, wenn die Menstruation fällig ist. Wenn jedoch diese Kondition chronisch auftritt, ist das ein Zeichen gesteigerter Nervösität.

D. Violette Farbe

zeigt ein weiter fortgeschrittenes Stadium der unter ,,Rötliche Farbe" beschriebenen Kondition und wird hauptsächlich verursacht durch die Einnahme von Drogen, chemischen Zusätzen, Medikamenten, raffinierten Einfachzuckern und anderen extremen Yin-Speisen und -Getränken. Das Nervensystem, das Kreislauf- und das Verdauungssystem sind gestört. Leute, die diese Farbe um die Augen herum aufweisen, haben häufig Halluzinationen und empfinden die äußeren Teile ihres Körpers, wie die Hände und Füße, als kalt.

E. Gelbliche Farbe

Diese Farbe tritt dann auf, wenn die Leber und die Gallenblase überarbeitet sind. Es kann durch ein Zuviel an Käse und anderen Milchprodukten, aber auch durch eine übermäßige Aufnahme von Wurzelgemüsen, wie Möhren und einigen runden Gemüsesorten,wie Kürbis und Squash verursacht werden. Sie kann ebenfalls eine vorübergehende Störung der Nieren- und Ausscheidungsfunktionen anzeigen.

F. Gräuliche Farbe

Eine gräuliche, bleiche Farbe erscheint in Fällen, in denen eine Funktionsstörung in den Nieren und manchmal auch in den Lungen vorliegt, hauptsächlich bedingt durch eine Stagnation im Stoffwechsel durch die übermäßige Aufnahme von schweren, fetten tierischen Nahrungsmitteln und den Überkonsum von Salz und anderen Yang-Speisen. Diese Farbe zeigt ebenso an, daß das endokrine und das lymphatische System nicht angemessen funktionieren, vor allem im Bereich der Atmungs- und Fortpflanzungsorgane. Ein unausgewogenes Verhältnis an Mineralien im Blutfluß, das nicht nur durch unangemessene Speisen und Getränke entsteht, sondern auch durch unzureichende umweltbedingte Luftverhältnisse, kann diese Farbe verursachen.

6. Pickel um das Auge herum

Pickel sind ein Versuch des Körpers, Nahrungsmittel auszuscheiden, die im Übermaß verzehrt wurden. Sie treten in verschiedenen Bereichen um das Auge auf:

A. Pickel oberhalb des Augenlides und unterhalb der Augenbraue
sind Ausscheidungen von Schleim, Fett und Öl, hervorgerufen durch excessive Aufnahme von Öl, Zucker und Milchprodukten. Sind die Pickel auch gelb, wurde auch Geflügel gegessen.

B. Pickel auf dem Augenlid
sind Ausscheidungen von Eiweiß, Fett und Zucker, bedingt durch ein Übermaß an tierischer Nahrung und Obst. Der Verzehr von öligem Fisch, Orangen und anderem Obst und Säften kann häufig rötliche Pickel in der Nähe der Lidecken verursachen.

C. Pickel unterhalb des unteren Augenlides
sind Ausscheidungen von Zucker und auch von Eiweiß, verursacht durch den Verzehr von übermäßig viel fettigem Fleisch und Zucker oder Obstsäften. Weißlich-gelbe Pickel in diesem Bereich zeigen den Verzehr von Eiern, Milchprodukten und anderen tierischen Fetten an.

Während diese Ausscheidungen in Form von Pickeln in den verschiedenen Bereichen in Augennähe stattfinden, sind die Nieren und das Ausscheidungssystem, die Milz und das Lymphsystem angegriffen durch den übermäßigen Konsum von unnötigen Speisen und Getränken. Wenn die Pickel ebenfalls jucken und entzündet sind, ist der Ausscheidungsvorgang sehr aktiv. Wenn sie jedoch weder jucken noch entzündet sind, erfolgt die Ausscheidung eher langsam.

7. Tränensäcke

Im Laufe des Erwachsenenalters, in der heutigen Zeit aber auch schon verstärkt im Laufe der Jugend, entwickeln viele Leute Tränensäcke unter dem Augenlid (Abb. 46). Diese können aus einem von zwei Gründen entstehen, obwohl die Erscheinung bei beiden ähnlich ist: (1) Tränensäcke durch die Ansammlung von Flüssigkeit und (2) Tränensäcke durch angesammelten Schleim. Der erste Typ von Tränensäcken erscheint wässrig und geschwollen, der zweite Typ eher fettig und geschwollen.

Beide Typen von Tränensäcken zeigen Störungen in den Nieren, der Blase und den Ausscheidungsfunktionen an. Vor allem der erste Typ weist

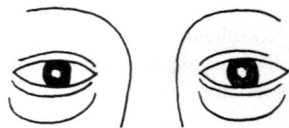

stark geschwollene
Tränensäcke

Abb. 46: Tränensäcke

auf Schwellungen des Nierengewebes und häufiges Wasserlassen, verursacht durch den übermäßigen Konsum von Flüssigkeiten aller Art hin.

Der zweite Typ von Tränensäcken muß nicht unbedingt auf häufiges Wasserlassen hinweisen, sondern zeigt vielmehr eine Anhäufung von Schleim und Fett im Nierengewebe an. Wenn kleine Pickel oder kleine schwarze Flecken auf den durch Schleim verursachten Tränensäcken auftreten, zeigt dies, daß die Anhäufung von Fett und Schleim in den Nieren Nierensteine bildet. Sind die Tränensäcke chronisch, entwickeln sich Schleimansammlungen im Harnleiter, in der Blasenwand, in den Eierstöcken, den Eileitern, in der Gebärmutter und in und um die Prostata herum. Bakterielle Aktivitäten, Jucken, vaginale Ausscheidungen, Eierstockzysten und schließlich Wachstum von Tumoren und Krebs in diesen Bereichen sind oft die Folge davon. Beide Typen von Tränensäcken weisen ebenfalls auf einen Abfall der körperlichen und geistigen Vitalität als ein natürliches Ergebnis der oben genannten Konditionen hin. Müdigkeit, überlastete Körpersysteme, Abgespanntheit, Trägheit, Vergeßlichkeit, Unentschlossenheit und Verlust einer klaren Urteilsfähigkeit schreiten voran.

Der durch Wasser verursachte Tränensack kann leicht durch die Beschränkung der Flüssigkeitszufuhr korrigiert werden, während der durch Schleim verursachte Tränensack durch die Einschränkung aller schleimbildenden und fettbildenden Nahrungsmittel, vor allem Milchprodukte, Fleischfett, Geflügel, Zucker, raffinierte Mehlprodukte und alle Arten von Öl, korrigiert werden kann, obwohl es viel länger dauert, als im Falle des ersten Tränensacktypes.

8. Das Innere des unteren Augenlides

Dieser Bereich zeigt hauptsächlich die Kreislaufkondition an (Abb. 47). Verschiedene Farben weisen auf verschiedene Konditionen:

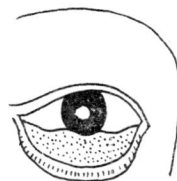

Abb. 47: Inneres des unteren Lides

A. Helles Rosa mit einer sanften Oberfläche
weist auf eine gesunde, normale Kreislaufverfassung.

B. Rot mit ausgedehnten Blutgefäßen
weist auf Bluthochdruck oder Störungen im Ausscheidungssystem, verursacht durch die übermäßige Aufnahme von Yin-Nahrung, vor allem Flüssigkeit, Alkohol, Obst, Säfte und Zucker, hin. Es zeigt Entzündungen des Kreislaufsystems und Nervosität an.

C. Eine weißliche Färbung
deutet auf eine anämische Verfassung, hervorgerufen durch den übermäßigen Verzehr von Yin-Nahrung. Sie kann manchmal auch von Yang-Nahrung verursacht sein, und zwar von Nahrungsmitteln wie Salz und gerösteten und gebackenen Mehlprodukten. Oft tritt diese Färbung auch bei Leukämie auf.

D. Eine rötlich-gelbe Färbung,
verursacht durch übermäßigen Konsum von Yang-Nahrung, ebenso durch ein Übermaß an Yin-Nahrung. Diese Färbung zeigt Störungen im Herzen und dem Kreislaufsystem, verbunden mit Störungen der Leber-, Milz- und Bauchspeicheldrüsenfunktionen, an.

Der Augapfel, die Iris und das Weiße im Auge

Die Augäpfel sind Teil des Nervensystems, sie repräsentieren jedoch auch sehr gut die gesamte körperliche und geistige Kondition.

1. Die Größe der Augäpfel

Die Augäpfel verändern sich in ihrer Größe gemäß den verzehrten Speisen und Getränken, aber auch dem Alter. Während des Säuglingsalters und in der frühen Kindheit sind die Augäpfel vergleichsweise klein, sie dehnen sich bei fortschreitendem Wachstum sehr schnell aus (Abb. 48). Im allgemeinen bleibt die Größe der Augäpfel in der Zeit zwischen Pubertät und Wechseljahren ziemlich konstant, mit kleinen Abweichungen durch Veränderungen der Speisen und Getränke. Gegen Ende des Lebens, nach den Wechseljahren, tendieren die Augäpfel dazu, sich zusammenzuziehen, gewöhnlich mit dem Ergebnis, daß sich die Sehfähigkeit verändert.

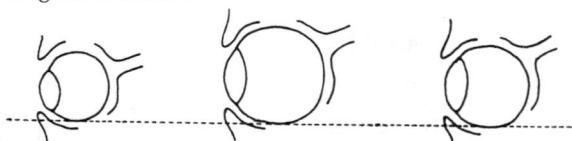

kleinere Augäpfel   normale Augäpfel im   zusammengezogene
im Säuglingsalter   Erwachsenenalter   Augäpfel im hohen Alter
und in der Kindheit

Abb. 48: Größe der Augäpfel

A. Anormale Augapfelausdehnung,
verursacht durch übermäßige Yin-Nahrung, bewirkt Kurzsichtigkeit (Abb. 49).

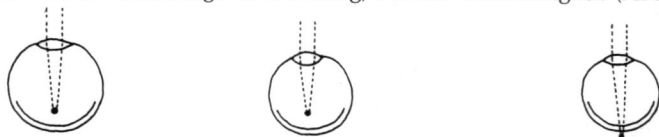

ausgedehnter Augapfel   zusammengezogene Linse   zusammengezogener Augapfel
Kurzsichtigkeit   Kurzsichtigkeit   Weitsichtigkeit
hervorrufend   hervorrufend   hervorrufend

Abb. 49: Ausdehnung und Zusammenziehung des Augapfels und der Linse

B. Anormale Kontraktion der Augenlinse,
verursacht durch Dehydration, übermäßige Aufnahme von Salz, Fleisch und anderen tierischen Produkten, bewirkt ebenfalls Kurzsichtigkeit.

C. Anormale Kontraktion des Augapfels,
verursacht durch Dehydration, Alter, übermäßige Aufnahme von Yang-Nahrung, wie Salz, getrockneter und tierischer Nahrung, bewirkt Weitsichtigkeit.

2. Sanpaku

Eine anormale Ausdehnung oder Zusammenziehung des Augapfels, bekannt als *Sanpaku*, ein japanisches Wort mit der Bedeutung, ,,Dreimal Weiß", deutet darauf hin, daß der Augapfel eine anormal hohe oder tiefe Stellung eingenommen hat (Abb. 50).

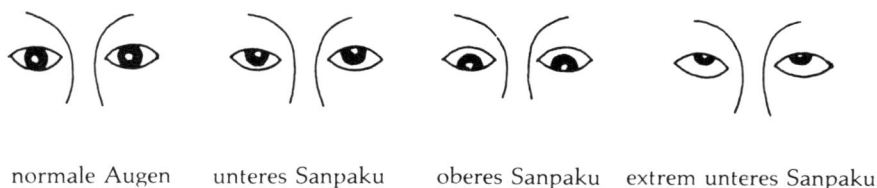

normale Augen   unteres Sanpaku   oberes Sanpaku   extrem unteres Sanpaku

Abb. 50: Sanpaku-Konditionen

A. Oberes Sanpaku
Zusammengezogene Augäpfel, die im Säuglingsalter und in der frühen Kindheit normal sind, bewirken oberes Sanpaku, wie in Abb. 50 dargestellt. Setzt sich diese Verfasssung jedoch über das frühe Kindesalter fort oder beginnt sie in einem späteren Alter, so ist das ein Zeichen für anormale Mentalität und Verhalten, Aggressivität, Gewalttätigkeit und unkontrollierbare Leidenschaften.

Von der Kindheit bis ins hohe Alter sollte man keine Sanpaku-Kondition aufweisen, wenn der Körperstoffwechsel gut und ausgewogen ist.

B. Unteres Sanpaku
Anormale Ausdehnung des Augapfels bewirkt oft unteres Sanpaku, wie in Abb. 50 dargestellt, darauf deutend, daß der gesamte körperliche und geistige Stoffwechsel langsamer und schwächer wird. Dieses untere Sanpaku nimmt unter den heutigen Menschen immer mehr zu, und zwar durch den übermäßigen Konsum von Yin-Nahrung, obwohl es einige wenige Fälle gibt, wo unteres Sanpaku durch den Überkonsum von Yang-Nahrung, unter anderem Salz, verursacht wird.

Die Kondition weist ebenfalls darauf hin, daß die Nervenzellen im Gehirn ausgedehnt sind, oft mit dem Ergebnis anormalen Denkens und Verhaltens, was zu einem fatalen Schicksal führen kann. Diejenigen, die Verbrechen oder Verrat begehen, die Opfer von Unverständnis, Angriffen und Attentaten sind, weisen meist eine untere Sanpaku-Kondition auf. Extremes unteres Sanpaku weist darauf hin, daß der Tod nahe ist.

Es ist interessant zu beobachten, daß die meisten Kriminellen, die auf Steckbriefen zu sehen sind, entweder unteres oder oberes Sanpaku aufweisen, und nahezu alle Leute, die einem Attentat zum Opfer fielen, unteres Sanpaku zeigten, wie Julius Cäsar, Abraham Lincoln, Mahatma Ghandi, John F. Kennedy und Martin Luther King. Um eine untere Sanpaku-Kondition diagnostizieren zu können, fordert man die Person auf, in einem 45°-Winkel nach oben zu schauen. Ist Weiß unterhalb der Iris zu sehen, liegt bereits unteres Sanpaku vor.

3. Nasse Augäpfel

Konstante Tränenproduktion, gewöhnlich begleitet von vielen roten, erweiterten Blutgefäßen auf dem Weiß des Augapfels, weist oft auf Glaukom oder grünen Star und in einigen Fällen auf Loslösung der Netzhaut. Diese Kondition wird durch übermäßige Aufnahme von Flüssigkeit und wässriger Nahrung bedingt.

4. Die Iris

Die Farbe der Iris variiert gemäß der biologischen Kondition, die sich in der Zeit der Empfängnis durch Ernährungspraktiken und Umwelteinflüsse entwickelt. Gewöhnlich glaubt man, daß die Unterschiede in der Farbe der Iris aufgrund von unterschiedlichen Rassemerkmalen auftreten. In Wirklichkeit jedoch sind sie das Ergebnis individueller traditioneller Lebensweisen.

A. Eine helle Iris,
z. B. blau, zeigt, daß die Person aus einer mehr nördlichen Region stammt.

B. Eine braune Iris
entsteht in einem Klima mit vier Jahreszeiten.

C. Eine dunkle Iris,
z. B. dunkelbraun, entsteht allgemein in einer tropischen, sonnigen Umgebung. Die Farbe der Iris hat die Tendenz, sich im Laufe des Lebens leicht zu verändern — im Säuglingsalter und während der Kindheit ist sie dunkler, im Erwachsenenalter heller.

D. Die Irisdiagnose
An Hand einer Lehre, die von Dr. Bernard Jensen vorgestellt wurde, zeigt Abb. 51 die Bereiche der Iris auf, die mit zahlreichen Teilen des Körpers in Verbindung stehen.

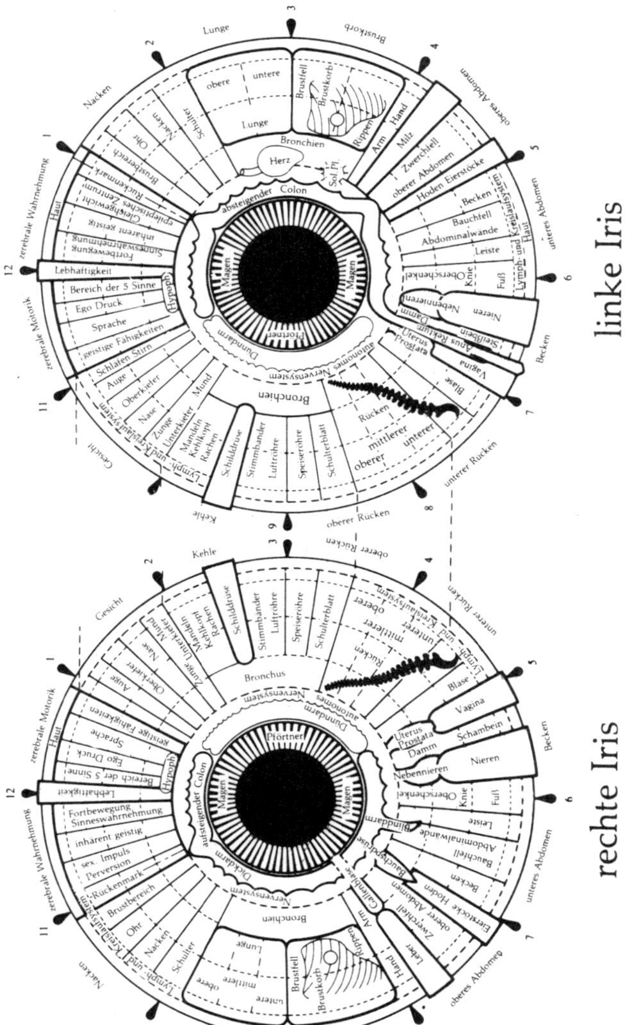

Abb. 51: Irisdiagnose nach Bernard Jensen

5. Die Pupille

Die Kondition der Pupille spiegelt klar die Funktion des autonomen Nervensystems wieder. Die Pupille öffnet oder schließt sich je nach dem Grad der Helligkeit der Umgebung. Je heller die Umgebung ist, um so kleiner wird die Pupille. Die Schnelle in der autonomen Reflextätigkeit weist auf die Wachsamkeit oder Schärfe der Nerven.

A. Eine überdurchschnittlich große Pupille

zeigt eine Degeneration des autonomen Nervensystems an, vor allem die der parasympathischen Nervenfunktionen, verursacht durch ein Übermaß an Yin-Nahrung, ebenso wie Drogen, einige Vitamine und Medikamente. Extreme Pupillenerweiterung tritt beim Tod auf. Dementsprechend bedeutet eine übergroße Pupille eine Degeneration und Schwächung der körperlichen und geistigen Funktionen. Nervosität, Angstneurosen und andere psychische Störungen treten bei erweiterten Pupillen auf.

B. Eine überdurchschnittlich kleine Pupille

weist auf gesunde, kräftige körperliche und geistige Funktionen, hauptsächlich durch den Verzehr von Getreide und Gemüse hin. Vitalität, Ausdauer, Geduld, Durchhaltevermögen und Widerstandsfähigkeit, sowohl körperlich als auch geistig, werden offenbart. Diese Kondition zeigt bei einer Person über 60 Jahren eine potentiell hohe Lebenserwartung an.

C. Ein weißer, schleimiger Nebel, der die Pupille bedeckt,

ist ein Zeichen, daß sich grauer Star entwickelt, verursacht durch den übermäßigen Konsum von Milchprodukten und Fetten in Verbindung mit Süßigkeiten.

6. Das Weiße des Auges

Ebenso wie die Iris spiegelt auch das Weiße des Auges verschiedene Bereiche des Körpers wider, und zwar wie folgt (siehe Abb. 52):

Bereich des Weißen	Teil des Körpers
Oberer Bereich	Oberer Teil des Körpers, und zwar Gehirn, Gesicht, Hals, Brust, Lunge, Herz und die obere Wirbelsäule
Mittlerer Bereich	Mittlerer Bereich des Körpers, wie Magen, Zwölffingerdarm, Milz, Leber, Galle, Nieren und mittlere Wirbelsäule
Unterer Bereich	Unterer Teil des Körpers, wie Dünn- und Dickdarm, Blase, Fortpflanzungsorgane, Gesäß und der untere Teil der Wirbelsäule
Außenseite	Die Vorderseite des Körpers, wie Gesicht, Vorderhirn, Hals und Brust, Atmungs- und Verdauungssystem
Innenseite	Die Rückseite des Körpers, wie Kleinhirn, Nacken, Schultern, Rückenmark, Hüfte, Gesäß und der Genickbereich

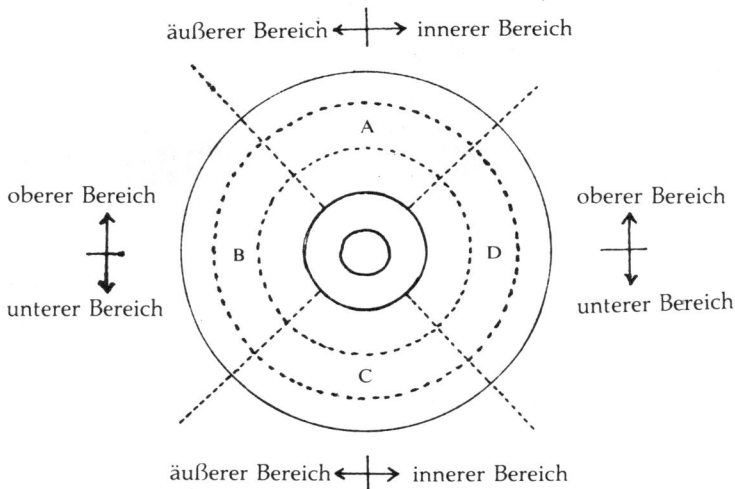

äußerer Bereich ←┼→ innerer Bereich

oberer Bereich

unterer Bereich

oberer Bereich

unterer Bereich

äußerer Bereich ←┼→ innerer Bereich

A — obere Körperregion
B — mittlere, vordere Körperregion
C — untere Körperregion
D — mittlere Rückenpartie

Bereich des äußeren gepunkteten Kreises — Verdauung und Atmung
Bereich des inneren gepunkteten Kreises — Kreislauf und Ausscheidungsfunktion
Iris und Pupille — Nervenfunktion
innerer Bereich des Weißen — die mehr kompakten Organe jeder Region
äußerer Bereich des Weißen — die mehr ausgedehnten Organe jeder Region

Abb. 52: Die Hauptbereiche im Weißen des Auges

Bestimmte Färbungen und Flecken, die auf dem Weißen des Auges erscheinen, zeigen anormale Konditionen in den entsprechenden Bereichen des Körpers an, und zwar wie folgt (siehe Abb. 53):

A. Eine gelbe Färbung
die oft in den äußeren Bereichen des Weißen gesehen werden kann, weist auf eine Anhäufung von Fett und Schleim, verursacht durch tierische Nahrung, und zeigt an, daß die Leber, die Gallenblase und die Verdauungsfunktionen gestört sind.

B. Eine graue oder dunkle Färbung
im mittleren und inneren Bereich des Weißen, deutet auf eine Stagnation der Organe und Drüsen und Störungen in den Verdauungs-, Atmungs- und Lymphfunktionen hin.

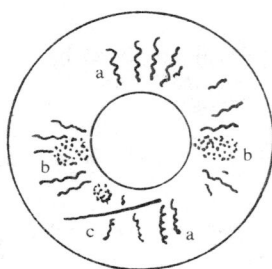 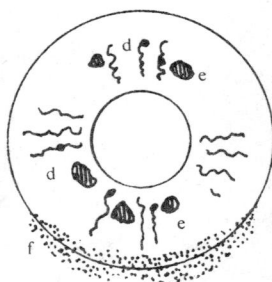

a. erweiterte Blutgefäße
b. weiße Schleimflecken
c. gerade lange rote Linie

d. rote Punkte — Blutgerinsel
e. dunkle Punkte
f. Schleim unter dem Augapfel

Abb. 53: Male auf dem Weißen des Auges

C. Eine transparente oder blaß-weiße Färbung

zeigt eine gegenwärtige Stauung von Fett und Schleim, die zum Wachstum von Zysten, Tumoren und Krebs fortschreiten kann. Störungen in den Hormon- und Lymphfunktionen werden angezeigt.

D. Eine rote Färbung,

verursacht durch viele erweiterte Blutgefäße, weist auf Störungen in den Kreislauf- und Atmungsfunktionen, hervorgerufen durch den übermäßigen Konsum von Yin-Speisen und -Getränken. Unregelmäßigkeiten der Menstruation und epileptische Störungen werden durch zahlreiche winzige erweiterte Blutgefäße in den korrespondierenden Bereichen des Weißen im Auge widergespiegelt.

E. Eine gerade, lange rote Linie

in einem bestimmten Teil des Weißen weist oft auf anormale Deformationen der Blutgefäße oder Gewebe und Muskeln, was durch einen Schock, einen Unfall oder eine Operation in dem korrespondierenden Bereich des Körpers verursacht worden sein kann.

F. Rote Punkte, die unregelmäßig verteilt auf dem Weißen auftreten

zeigen an, daß sich Blutgerinsel oder Kreislaufstagnationen in den Organen, Drüsen oder Muskeln der entsprechenden Bereiche des Körpers entwickeln.

G. Dunkle Flecken hier und dort auf dem Weißen

sind ein Anzeichen für die Bildung von Fettablagerungen, Zysten, Tumoren und manchmal Krebs sowie Steinen und Kalkablagerungen in den entsprechenden Teilen des Körpers.

H. Weiße, schleimige Flecken,
gewöhnlich im mittleren oder unteren Bereich des Weißen, deuten auf eine starke Anhäufung von Fett, die fortschreitet zur Bildung von Zysten, Tumoren und Krebs.

I. Schleim im unteren Bereich des Weißen, unterhalb des Augapfels,
zeigt Fett- und Schleimakkumulation im unteren Bereich des Körpers, in und um den Darm, den Eierstöcken, der Gebärmutter, den Eileitern und der Prostata an.

J. Eine trübe weiße Färbung mit einem Grauton
das meiste des Weißen bedeckend, signalisiert eine sich entwickelnde Verhärtung des Augapfels, verursacht durch ein Übermaß an Fett, Zucker, Obst und Säften.

7. Die Innenseite der Augenlider

Die Bereiche auf der Innenseite vom oberen und unteren Augenlid sind bei einer gesunden Kondition rosa und haben eine glatte Oberfläche (Abb. 54). Bei den folgenden Veränderungen werden bestimmte Störungen sichtbar:

A. Eine rötliche Färbung
Diese Färbung zeigt Erweiterung der Blutgefäße an, verursacht durch ein Übermaß an Yin-Nahrung, und weist darauf hin, daß sich in den Fortpflanzungs-, Verdauungs- und Kreislaufsystemen Störungen entwickeln können.

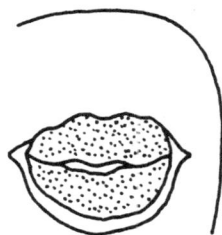

Abb. 54: Das Innere der Lider

B. Eine rötlich-gelbe Färbung
zeigt eine Erweiterung der Blutgefäße an, einhergehend mit Stagnation von Fett und Schleim, verursacht durch Überkonsum von sowohl Yin-Nahrung wie auch Yang (tierische Eiweiße und Fette), was zu Störungen des Herzens, der Leber, der Nieren und anderen Hauptorgane führen kann.

C. Eine weiße Färbung
Hämoglobinmangel oder mangelhafter Blutkreislauf — also Anämie — verursacht durch übermäßigen Konsum von entweder extremen Yang-Nahrungsmitteln, wie Salz und trockene Mehlprodukte, oder extremer Yin-Nahrung, wie Obstsäfte, Erfrischungsgetränke, Drogen und chemische Produkte.

D. Kleine, punktähnliche Pickel
weisen auf die Ausscheidung von tierischem Eiweiß und gesättigten Fetten von Fleisch, Eiern, Milchprodukten, Fisch und Meeresfrüchten. Entwickeln diese Pickel eine rote, entzündete Beschaffenheit, so ist dies als Bindehautentzündung bekannt.

E. Große Pickel,
gewöhnlich nicht mehr als ein oder zwei und in Verbindung mit einer roten, gelben und weißen Färbung, weisen auf die Aussonderung von tierischem Eiweiß und Fetten, Pflanzenölen, Zucker und übermäßiger Flüssigkeit hin.

3. Die Nase, die Wangen und die Ohren

Die Nase

Die Nase spiegelt die Kondition des Nervensystems, des Kreislaufsystems und spezielle Funktionen des Verdauungssystems wider. Größe, Form, Farbe und andere Charakteristika der Nase offenbaren bestimmte, im folgenden beschriebene Konditionen.

1. Allgemeine Charakteristika

Die Form der Nase korrespondiert mit Größe, Qualität und Kondition des Gehirnes.

A. Die Art der Nase.
Eine wohlgeformte Nase, mit einer durchschnittlichen Länge und Breite weist auf eine ausgeglichene Mentalität, während eine gerade, lange Nase auf stärkere sensible Nervenqualitäten weist (Abb. 55). Eine kurze, flache Nase zeigt eine Tendenz zu Entschlossenheit und Starrheit im Denken an, während eine größere, jedoch nicht anormal große Nase eine größere Denkkapazität anzeigt.

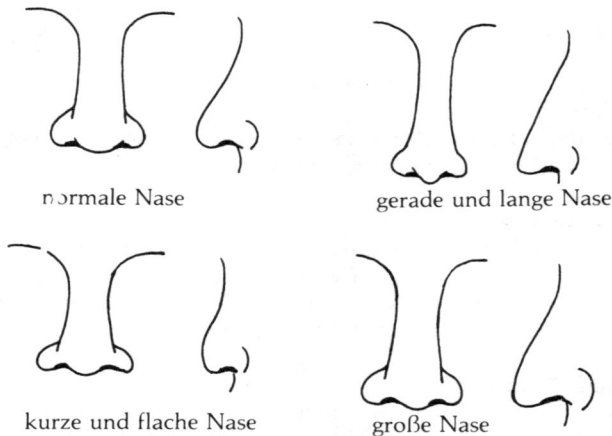

normale Nase   gerade und lange Nase

kurze und flache Nase   große Nase

Abb. 55: Verschiedene Nasenformen (1)

B. Die Seiten der Nase

Die gewölbten, knochigen Bereiche an den Nasenseiten indizieren verworrenes Denken, während bei weniger starker Ausprägung dieser Bereiche eher eine Tendenz zu klarem Denken vorherrscht (Abb. 56).

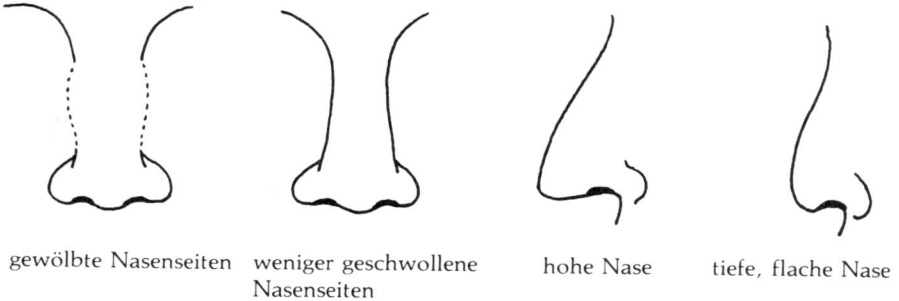

gewölbte Nasenseiten   weniger geschwollene Nasenseiten   hohe Nase   tiefe, flache Nase

Abb. 56: Verschiedene Nasenformen (2)

C. Die Nasenlöcher

Gut ausgebildete Nasenlöcher zeigen Entschlossenheit und Mut, ebenso wie einen starken maskulinen Charakter an, während weniger stark ausgebildete Nasenlöcher auf Sensibilität, Sanftmut und Feigheit und einen eher femininen Charakter deuten (Abb. 57). Im heutigen Zeitalter wechselt die Art der Nasenlöcher vom gut ausgeprägten Typ zum weniger gut ausgeprägten Typ. Anormal ausgeprägte Nasenlöcher verraten oft einen gewalttätigen Charakter und bei Frauen eine Tendenz zu Lesbianismus. Anormal unterentwickelte Nasenlöcher bei Männern weisen auf einen Mangel an männlicher Vitalität und oft auf eine Tendenz zu Homosexualität.

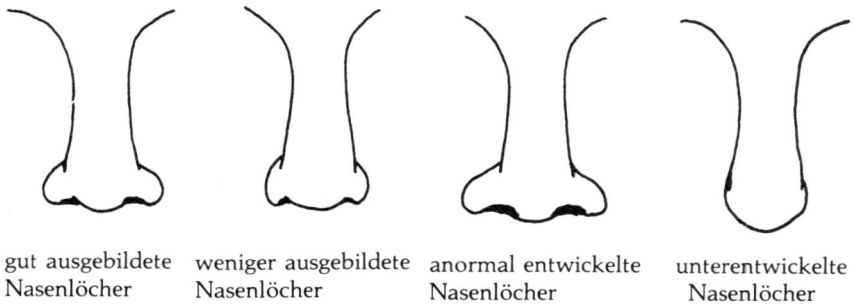

gut ausgebildete Nasenlöcher   weniger ausgebildete Nasenlöcher   anormal entwickelte Nasenlöcher   unterentwickelte Nasenlöcher

Abb. 57: Verschiedene Typen von Nasenlöchern

D. Die Höhe der Nase

Eine extrem hohe und lange Nase bei Frauen weist auf Unfruchtbarkeit und eine Tendenz zu Frigidität, während eine extrem kurze und flache Nase bei Männern auf wenig Intelligenz und eine Tendenz zu physischer Gewalt hinweist (Abb. 58). Im allgemeinen deutet eine hohe Nase auf eine Tendenz zu Stolz, Konkurrenzdenken und Vorurteilen sowie Verwöhntheit, während eine tiefere und flachere Nase eine Tendenz zu einem mehr großzügigen und Gegensätze akzeptierenden Wesen anzeigt.

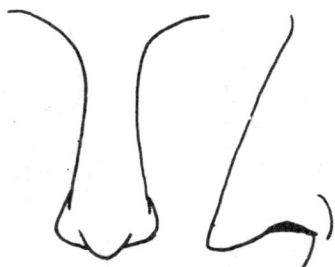

extrem hohe und lange Nase

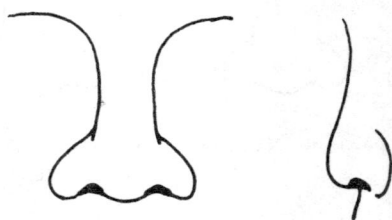

extrem kurze und flache Nase

Abb. 58: Nasenformen (3)

E. Die Nasenspitze

Wenn das Ende der Nase nach unten hängt, so daß man beide Nasenlöcher von vorne nicht erkennen kann, weist dies auf eine Tendenz zu Nervosität, Sensibilität und wechselhaftem Charakter (Abb. 59). Ist jedoch andererseits die Nase so geformt, daß man die beiden Nasenlöcher klar von vorne erkennen kann, so ist oft ein engstirnigeres, schwankendes Denken und ein eher wilder Charakter angezeigt.

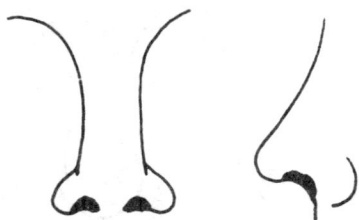

Nasenlöcher können gesehen werden

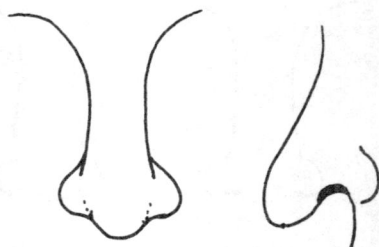

Nase hängt nach unten

Abb. 59: Nasenformen (4)

86

2. Die Form der Nase

In Ergänzung zu den oben aufgeführten Anzeichen weist die spezifische Gestalt der Nase auf bestimmte körperliche und geistige Konditionen (Abb. 60). Zum Beispiel:

A. Eine hohe, runde Form,
manchmal auch „Adlernase" genannt, wird durch den Verzehr von viel Geflügel und Eiern, verursacht und resultiert in einer Tendenz zu einem aggressiven, selbstzentrierten und ruhelosen Wesen.

B. Eine nach oben geneigte Nasenspitze
wird durch den übermäßigen Verzehr von tierischer Nahrung, vor allem Fisch und Meerestieren, während der Schwangerschaft verursacht und hat eine Tendenz zu Schärfe im Denken, aber auch zu Engstirnigkeit und Kurzsichtigkeit, als Ergebnis.

C. Eine spitze Nase,
bei der das Ende, wie bei Pinocchio, nach vorne spitz zuläuft, entsteht durch den Überkonsum verschiedener Früchte, besonders Melonen und Beeren, und resultiert in einem schwachen Herz und labiler nervlicher Kondition.

D. Eine hängende Nase
ist durch einen übermäßigen Konsum von Obst und Salaten und auch von Flüssigkeit verursacht, das Ergebnis sind Schwächungen des Herzens, der Nieren sowie der Blasenfunktion.

E. Eine geschwollene Nase,
verursacht durch die übermäßige Aufnahme von Zucker, Obst und einigen Gemüsen tropischen Ursprungs sowie auch übermäßig vieler Fette und Öle, weist darauf hin, daß sowohl das Kreislaufsystem als auch das Ausscheidungssystem gestört sind.

F. Eine Nase mit einer verhärteten Spitze
wird durch die Aufnahme von gesättigtem Fett, vor allem von tierischer Nahrung wie Fleisch, Geflügel, Eier, Käse und anderen Milchprodukten verursacht und resultiert in einer Verhärtung der Arterien und Muskeln von Fett um das Herz und anderen kompakten Hauptorganen wie die Leber, die Nieren, die Milz und die Prostata herum. Zusammen mit der oben beschriebenen geschwollenen Verfassung (E) ist diese Verhärtung ein Anzeichen dafür, daß ein Schlaganfall oder eine Herzattacke auftreten kann.

G. Eine gespaltene Nase
Ist die Nasenspitze gespalten oder hat sie eine Einkerbung, so ist dies durch eine unausgewogene Ernährung, vor allem einen Mangel an Mineralien und Mehrfachzuckern während der Schwangerschaft, hervorgerufen. Diese Kondition kann auch durch eine übermäßige Einnahme von Einfachzuckern, Obst, Säften und raffiniertem Zucker, ebenso wie Erfri-

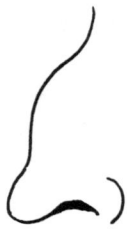 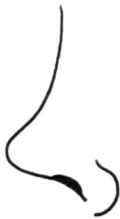 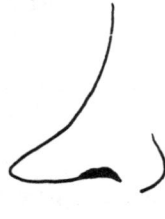 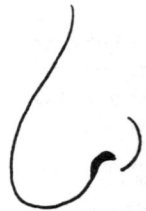

Adlernase   Nase mit nach oben   Nasenende   hängende Nase
geneigter Spitze   spitz auslaufend

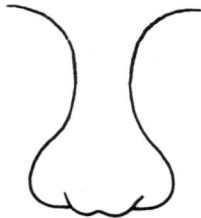 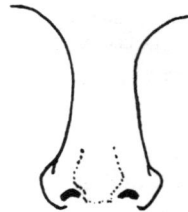 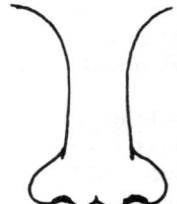

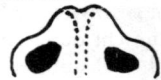

geschwollene Nase   verhärtete Nase   gespaltene Nase

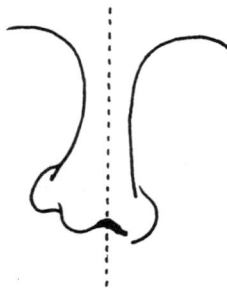 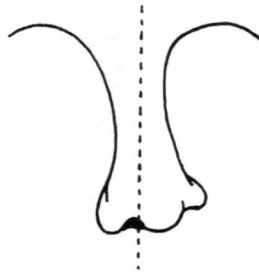

schiefe Nase —   schiefe Nase —
nach rechts geneigt   nach links geneigt

Abb. 60: Verschiedene Nasenformen

schungsgetränken, die alle dem Körper Mineralien und Mehrfachzucker entziehen, verursacht sein. Eine gespaltene Nase kann darauf hinweisen, daß das Herz unregelmäßig schlägt. Heute werden Menschen mit einer derartigen Nase häufiger.

H. Eine schiefe Nase

entsteht, wenn die körperlichen und geistigen Konstitutionen der Eltern unausgewogen sind und zeigt sowohl einen unharmonischen Charakter als auch eine unharmonische körperliche Kondition an.

Eine nach links geneigte Nase weist darauf hin, daß die linke Seite des Körpers — einschließlich des linken Lungenflügels, der Milz und der Bauchspeicheldrüse, der linken Niere, absteigendem Dickdarm, linkem Eierstock oder Hoden — aktiver ist als die rechte Körperhälfte mit ihren Organen. Diese Konstitution zeigt auch an, daß die väterlichen Erbfaktoren stärker waren.

Eine nach rechts geneigte Nase weist darauf hin, daß die Organe auf der rechten Körperhälfte — einschließlich des rechten Lungenflügels, der Leber, der Gallenblase, der rechten Niere, aufsteigendem Dickdarm, rechtem Eierstock oder Hoden — aktiver sind als die Organe auf der linken Seite. In diesem Fall sind die mütterlichen Erbfaktoren dominant.

3. Die Farbe der Nase

A. Eine rote Färbung an der Nasenspitze,

als Ergebnis einer Ausdehnung der Blutgefäße, wird durch den übermäßigen Verzehr von Flüssigkeiten, Alkohol, stimulierenden und aromatisierten Getränken und Gewürzen sowie Obst, Säften und Zucker verursacht. Diese Verfassung weist auf eine anormale Kondition des Herzens, vor allem Unregelmäßigkeiten des Blutdruckes, bis hin zu Hypertonie (erhöhtem Blutdruck).

B. Eine violette Nase,

die einen extremen Fall der oben beschriebenen roten Verfassung darstellt, weist auf niedrigen Blutdruck (Hypotonie) hin, der zu Herzversagen führen kann.

C. Erweiterte Kapillare,

die auf der Hautoberfläche der Nase auftreten, weisen ebenfalls auf eine gefährliche Herz- und Kreislaufkondition, wie im Falle der violetten Nase.

D. Weiße Nase,

Wenn die Farbe der Nase weißlich wird, zeigt dies eine mögliche Kontraktion des Herzens und der Blutkapillaren an, hervorgerufen durch einen übermäßigen Salzkonsum und einen Mangel an frischem Gemüse und Flüssigkeiten. Diese Kondition weist auf eine schüchterne und zögernde Mentalität und körperlich auf Kälte in den peripheren Bereichen des Körpers, wie den Fingern, Zehen und der gesamten Hautoberfläche.

4. Pickel und Flecken auf der Nase

A. Gelb-weißliche Pickel und Flecken
die auf jedem beliebigen Teil der Nase auftreten, deuten auf die Ausscheidung von überschüssigem tierischen Fett, vor allem von Milchprodukten. In diesem Fall sind die Verdauungs- und Ausscheidungsfunktionen gestört.

B. Rote oder dunkle Stellen,
die auf jedem beliebigen Teil der Nase auftreten, zeigen die Ausscheidung von überschüssigem Zucker, einschließlich raffiniertem Zucker, Honig und Fruchtzucker an. In diesem Falle sind die Ausscheidungs- und Kreislauffunktionen gestört.

Die Wangen

Der Wangenbereich repräsentiert die Atmungsfunktionen und das Kreislaufsystem, die peripheren Teile der Wangen repräsentieren das Verdauungssystem (Abb. 61).

1. Die Beschaffenheit der Haut und des Flei_sches der Wangen

A. Eine feste Wange mit klarer, sauberer Haut
zeigt gesunde Atmungs- und Verdauungsfunktionen an.

B. Ist das Fleisch der Wangen dünner als normal
zeigt dies einen Mangel an ausgewogener Nahrung und vor allem einen Mangel an Eiweiß und Fett an. Atmungs- und Verdauungskapazitäten sind geringer als normal.

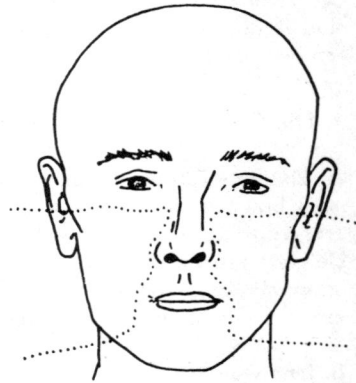

Abb. 61: Die Wangen

C. Strammes Fleisch auf den Wangen
zeigt nicht eine unterentwickelte Kondition an, sondern aktive und gesunde Funktionen der erwähnten Systemen.

2. Färbungen und andere auffällige Merkmale auf den Wangen

Die Färbung der Wangen, auffällige Merkmale und die Beschaffenheit der Haut reflektieren sehr eindeutig die interne Kondition der Atmungs-, Kreislauf- und Verdauungssysteme. Es gelten folgende Richtlinien:

A. Saubere, klare Farbe,
ohne Pickel und Runzeln, zeigt gute Gesundheit an.

B. Rote und rosa Wangen,
mit Ausnahme während dynamischer Körperübungen oder bei Aufenthalten im Freien bei kaltem Wetter, zeigen anormal erweiterte Blutkapillaren an, verursacht durch Herz- und Kreislaufstörungen durch ein Übermaß an Yin-Nahrung und -Getränken, Obst, Säften, Zucker und Drogen. Es besteht eine Tendenz zu Hypertonie und psychisch zu nervöser Sensibilität. Die Atmung ist schneller als normal, die Geschwindigkeit der Blutzirkulation ist relativ hoch.

C. Milchig-weiße Wangen
sind durch den übermäßigen Konsum von Milchprodukten und den übermäßigen Verzehr von Tofu und anderen Sojaprodukten verursacht. Eine übermäßige Aufnahme von Mehlprodukten und Obst bringt ebenfalls diese Färbung hervor, vermischt mit einem rosa Schatten. Diese Kondition zeigt die Anhäufung von Schleim und Fett in verschiedenen Bereichen des Körpers, besonders den Lungen, dem Darm und den Fortpflanzungsorganen.

D. Dunkle Flecken auf den Wangen
sind ein Anzeichen für Fett- und Schleimansammlung in einigen Bereichen der Lunge und oft der Anfang von Zysten- und Tumorbildung. Kaffee und andere stimulierende aromatisierte Getränke tragen zum Auftreten dieser Färbung auf den Wangen bei.

E. Pickel auf den Wangen
zeigen die Ausscheidung von überschüssigem Fett und Schleim, hervorgerufen durch tierische Nahrung, Milchprodukte, Öle und Fette, an. In diesem Fall schreitet eine extreme Ansammlung von Fett und Schleim in den Lungen, dem Darm, den Fortpflanzungsorganen sowie im Bereich des Vorderhirns fort. Vaginale Ausscheidungen oder Zystenbildung sind möglich.
Weißliche Pickel lassen auf Milch und Zucker als Hauptursache schließen, während bei einer gelblichen Färbung die Hauptursachen Käse, Geflügel und Eier sind. Pickel, die im Zentrum der Wangen auftreten und fettig erscheinen, weisen auf Bildung von Zysten im Eierstockbereich bei Frauen und um die Prostata herum bei Männern.

F. Ein grüner Schatten an den Wangenrändern
zeigt an, daß Krebs entweder in den Lungen oder im Dickdarm fortschreitet.

G. Ein dunkler Schatten
oben auf dem Wangenknochen oder unterhalb des Auges weist auf Störungen in den Nieren und dem Ausscheidungssystem, wie auch im Darm, als Ergebnis von übermäßigem Konsum von Zucker, Honig und anderen Süßigkeiten. Diese Kondition kann auch durch zuviel Salz und getrocknete Nahrung verursacht sein.

H. Geschwollene Falten

auf den Wangenknochen deuten auf Schwellungen und Fett- und Schleimakkumulation im Darmbereich, verbunden mit einem Überkonsum von Flüssigkeit.

I. Sommersprossen

auf den Wangen zeigen, wie alle Sommersprossen, die Ausscheidung von Einfachzucker an. Sie weisen jedoch vor allem darauf hin, daß diese Zucker das Atmungs-und Verdauungssystem schädigen.

J. Eine violette Färbung,

die in einem großen Bereich wie ein Schatten auftritt, deutet auf eine ernsthafte Schwächung des Atemsystems, verursacht durch den übermäßigen Konsum von Zucker, chemischen Mitteln, Drogen und Medikamenten. Tritt sie in kleinen Bereichen auf, weist das auf Blutstauungen oder inneren Blutungen in der Lunge.

K. Eine bleiche Färbung

deutet auf eine allgemeine anämische Kondition, verursacht durch eine unausgewogene Ernährung, und zeigt oft auch Lungentuberkulose an. Wenn sich die bleiche Färbung zu einem durchsichtigen Schatten verändert, schreitet eine tuberkulöse Kondition fort, und Lepra oder eine andere bakterielle Krankheit kann auftreten. Zusammen mit starkem Verzehr von tierischer Nahrung, wird diese extrem yin-schwächende Kondition durch die Aufnahme von Zucker, Obst, Säften, chemischen Zusätzen und Drogen beschleunigt.

L. Grau-blaue Färbung

Tritt diese Färbung auf den Wangen auf, so deutet dies auf chronische Leberstörungen, verursacht durch den übermäßigen Verzehr von Salz, getrockneter Nahrung, Fleisch, Eiern, Alkohol und Zucker, also sowohl Yin- wie Yang-Nahrung. In diesem Fall ist der Stoffwechsel von Leber und Gallenblase auf Grund von Verhärtungen oder Zusammenziehung langsam.

M. Treten Haare auf den Wangen auf,

vor allem feine, kleine, silberne Haare, weist dies auf einen übermäßigen Verzehr von Milchprodukten, eine Funktionsstörung in den Fortpflanzungsorganen sowie eine herabgesetzte Kapazität der Atmungs- und Verdauungsfunktionen.

Die Ohren

Die Ohre repräsentieren die gesamte körperliche und geistige Konstitution und Kondition und vor allem die Nieren als ihre gegensätzlichen und ergänzenden Organe. Störungen im Ohr stehen im Zusammenhang mit Störungen in bestimmten Organen, speziell mit denen der Nieren und Ausscheidungsfunktionen.

1. Die Position und Form der Ohren

Die Position und Form der Ohren reflektiert die Nahrung, die von der Mutter während der Zeit der Schwangerschaft gegessen wurde (Abb. 62).

A. Eine normale, gesunde Konstitution,

gebildet durch eine ausgewogene Ernährung während der prägenden Zeit der Schwangerschaft, resultiert in Ohren, die auf Augenbrauenhöhe beginnen und sich in Mundhöhe in den Ohrläppchen ausgedehnt haben. Der untere Teil des Ohrs sollte auf Nasenhöhe mit dem Kopf verwachsen sein.

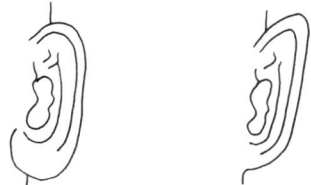

normales Ohr   kein Ohrläppchen

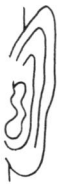

spitze Ohren   großer mittlerer Bereich   großer oberer Bereich

Abb. 62: Ohrformen

B. Ein kleines oder gar kein Ohrläppchen

weist auf eine unausgewogene Nahrungsweise, vor allem auf Mineralmangel. Diese Kondition spiegelt wider, daß es den Gehirn- und Nervenfunktionen an harmonischem und weitsichtigem Denken mangelt.

C. Spitze Ohren

entstehen durch übermäßigen Konsum von tierischem Eiweiß und weisen auf eine Tendenz zu Aggressivität und engstirnigem Denken und Handeln hin.

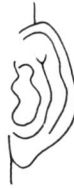

D. Ein großer mittlerer Bereich des Ohres,

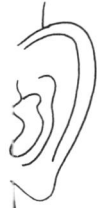

im Verhältnis zum oberen und unteren Teil, deutet auf einen Überkonsum von rohem Gemüse und Früchten, vor allem tropischen Ursprungs, und eine Tendenz zu skeptischem, nervösem und oft schüchternem Denken und Handeln.

E. Ohren mit einer hohen Position am Kopf

werden durch ein Übermaß an tierischer Nahrung während der Schwangerschaft hervorgerufen (Abb. 63). In diesem Fall kann die Person auch eher aggressiv sein, es mangelt ihr meist an wohlausgewogenem Denken und Handeln.

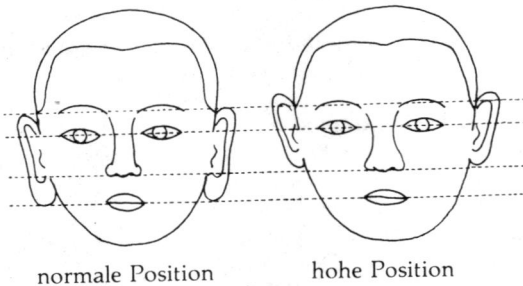

normale Position   hohe Position

Abb. 63: Die Position der Ohren

F. Kleine Ohren

werden verursacht durch die übermäßige Aufnahme von tierischer Nahrung, vor allem Fleisch, Geflügel und Eier, und den Überkonsum von Mehlprodukten während der Zeit der Schwangerschaft. Eine Person mit kleinen Ohren hat die Tendenz, mehr an unmittelbare Probleme zu denken, und zwar mit einer eher begrifflich festgelegten Orientierung, ist aber unfähig, weitreichend zu denken und die einzelnen Teilaspekte und Konsequenzen zu verstehen. Je größer das Ohr, um so besser Konstitution.

G. Dicke Ohren

sind ein Zeichen für reiche Lebenserfahrung und werden durch wohlausgewogene Ernährung hervorgerufen, die eine gesunde geistige und körperliche Kondition erzeugt.

H. Dünne Ohren

entstehen durch einen Mangel an angemessener Nahrung und weisen auf eine Tendenz zu Verwöhntheit und Vorurteilen und ein Potential für Schwierigkeiten im Leben.

I. Ohren, die flach und eng am Kopf anliegen

bis zu dem Ausmaß, daß sie am Kopf angewachsen scheinen, sind das Ergebnis von angemessener, ausgewogener und gut gekochter Nahrung vor und nach der Geburt. Sie zeigen körperliche und geistige Gesundheit mit harmonischem Stoffwechsel und das Potential, ein guter sozialer Führer zu sein, an.

J. Ohren, die leicht vom Kopf abstehen,

und zwar innerhalb eines Winkels von 30° zum Kopf, werden durch den Konsum von mehr Yin-Nahrung, einschließlich rohem und Blattgemüse, Obst und Säften, verursacht. Sie weisen auf eine Tendenz zu stärkerer Entwicklung geistiger Aktivitäten, anstelle von körperlichen Aktivitäten, hin.

K. Ohren, die über einem Winkel von 30° hinaus abstehen,
werden durch den übermäßigen Konsum von extremer Yin-Nahrung, wie Zucker,
Obst, Säften und Drogen, verursacht. Sie zeigen eine Tendenz zu Skeptizismus, Kritiksucht und Engstirnigkeit im täglichen Verhalten an (Abb. 64).

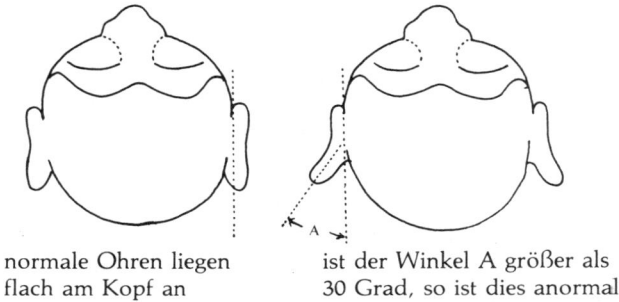

normale Ohren liegen   ist der Winkel A größer als
flach am Kopf an   30 Grad, so ist dies anormal

Abb. 64: Der Winkel der Ohren

2. Die drei Schichten des Ohrs

Die 3 Schichten des Ohrs korrespondieren, ebenso wie die 3 Hauptlinien der Handfläche, mit den fundamentalen Systemen, die sich beim Embryo während des evolutionären Prozesses in der Zeit der Schwangerschaft erkennen lassen:

Innere Schicht . . . . Verdauungs- und Atmungssystem
Mittlere Schicht . . . . Nervensystem
Äußere Schicht . . . . Kreislauf- und Ausscheidungssystem

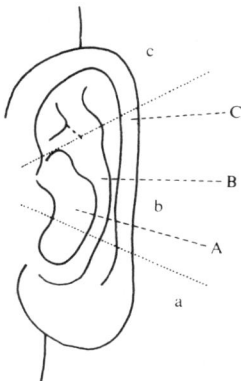

A — innere Schicht
B — mittlere Schicht
C — äußere Schicht

Bereich a — unterer Teil des Ohrs
             (oberer Teil des Körpers)
Bereich b — mittlerer Teil des Ohrs
             (mittlerer Teil des Körpers)
Bereich c — oberer Teil des Ohrs
             (unterer Teil des Körpers)

Abb. 65: Die Bereiche des Ohrs

In diesen Bereichen sind entsprechend jedem System bestimmte Punkte zu lokalisieren, die bestimmte Organe und Drüsen repräsentieren. Diese Punkte befinden sich in umgekehrter Reihenfolge zum körperlichen Bereich am Ohr, d. h. der untere Ohrbereich steht mit dem oberen Teil des Körpers in Verbindung und der obere Ohrbereich mit dem unteren Teil.

Dementsprechend korrespondiert das Ohrläppchen mit dem Gehirn und dem Gesicht, der obere Teil des Ohres mit dem Darm, der Blase, den Fortpflanzungsorganen und der unteren Wirbelsäule. Jede Schicht des Ohres, ebenso wie die spezifischen Punkte in der Schicht, repräsentiert bestimmte Organe und Körperfunktionen. Indem man eine bestimmte Stelle des Ohres untersucht, kann man die Kondition eines bestimmten Körperteils erkennen. Dieses Prinzip wird in der Akupunktur, Massagebehandlung und anderen Therapien angewendet, wobei 200 Punkte berücksichtigt werden.

A. Der kleine abstehende Knorpelteil an der Vorderseite des Ohres
Ist dieser abstehende Teil gut ausgebildet und steht er mehr als gewöhnlich hervor, weist dies auf einen starken Willen, Toleranz, Ausdauer und Widerstandskraft der körperlichen und geistigen Kondition.

B. Die innere Schicht des Ohres
(Bereich A in Abb. 65) repräsentiert die Verdauungs- und Atmungsregionen. Anormale Färbungen oder erweiterte Blutkapillaren zeigen Verdauungs- und Atmungsstörungen an.

C. Die mittlere Schicht
(Bereich B) zeigt das Nervensystem an. Steht dieser Bereich anormal hervor, deutet dies auf einen Charakter, der hartnäckig, selbstgefällig und stur ist. Eine rote Färbung in diesem Bereich deutet nervöse Störungen an.

D. Die äußere Schicht des Ohres
(Bereich C) repräsentiert das Kreislauf- und Ausscheidungssystem. Weist sie eine anormale rote Färbung auf, deutet dies auf Milz- und lymphatische Probleme.

E. Eine violette Färbung
weist auf schwache Kreislauffunktionen, verursacht durch den Konsum von extremer Yin-Nahrung und -Getränken.

F. Der obere Bereich des Ohres
(Bereich c), zeigt, wenn er anormal vergrößert ist, eine Anfälligkeit für eine mögliche Entwicklung von Diabetes oder Hyper- und Hypoglykämie durch übermäßigen Verzehr von Zucker, Obst und Milchprodukten während der Schwangerschaft.

G. Ist das Ohrläppchen klar vom Kopf getrennt und gut ausgebildet,
ist dies ein Hinweis auf klare Gehirn- und Nervenfunktionen und bei Frauen auf gesunde Fortpflanzungsorgane. ˙

4. Die Stirn

Die Stirn reflektiert die gesamte körperliche und geistige Konstitution und jeder Bereich der Stirn korrespondiert mit bestimmten Bereichen des Körpers. Die Konditionen bezüglich Form, Farbe, der Haut und andere Charakteristika offenbaren körperliche und geistige konstitutionelle und konditionelle Unterschiede. Die Stirn kann in 4 Bereiche aufgeteilt werden (Abb. 66): die untere Stirn (A), die mittlere Stirn (B), die obere Stirn (C) und die Schläfen (D).

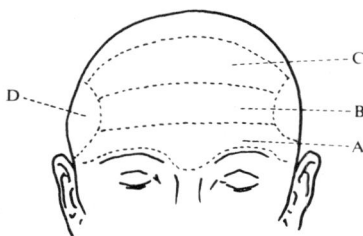

A. untere Region — Verdauungs- und Atmungssystem
B. mittlere Region — Nervensystem
C. obere Region — Kreislauf- und Ausscheidungssystem
D. Schläfenregion — Milz, Bauchspeicheldrüse, Leber
                    und Gallenblase

Abb. 66: Bereiche auf der Stirn, die mit Bereichen des Körpers in Verbindung stehen

1. Die untere Stirn

Diese Region repräsentiert auf der körperlichen Ebene Verdauung und Atmung und deren Funktionen, psychologisch sensorische Unterscheidungsfähigkeit und praktische Veranlagung. Ist die Knochen- und Muskelstruktur in diesem Bereich gut ausgebildet, weist dies auf kräftige und gesunde Verdauungs- und Atmungsfunktionen, und darauf, daß die körperlichen und geistigen Energien im täglichen praktischen Leben aktiv fließen. Eine Veränderung der Farbe und andere anormale Anzeichen in diesem Bereich weisen auf eine Veränderung der inneren Kondition.

A. Eine rote Färbung
weist auf Störungen im Verdauungssystem, mit Erweiterung des Verdauungstraktes, wie dem Magen oder Darm, infolge eines Überkonsums an tierischen Fetten, pflanzlichen Ölen, Früchten, Säften, Zucker, Alkohol und Flüssigkeit, ebenso wie andere Yin-Speisen und -Getränke. Es ist ebenfalls ein Anzeichen für die mögliche Entwicklung von Entzündungen in den Atmungs- und Verdauungsorganen, einhergehend mit einer Ansammlung von Fett und Schleim, sowohl in den Lungen als auch im Dickdarm.

B. Eine dunkle Färbung

deutet auf einen verlangsamten Stoffwechsel in den Atmungs- und Verdauungs-funktionen, durch übermäßigen Konsum von Yang-Nahrung wie Fleisch, Eier, Salz und Mehlprodukte. Verstopfung und Atmungsbeschwerden können akut sein.

C. Eine grüne Färbung

zeigt die Ansammlung von Schleim und Fett in einem Maße, daß sich Zysten, Tumore und Krebs im Atmungs- und Verdauungssystem entwickeln werden, verursacht durch ein Übermaß an tierischem Fett, Milchprodukten und anderen Yin-Speisen und -Getränken, wie Früchte, Säfte, Auszugsmehl, Drogen und Medikamente.

D. Weiße oder gelbe Flecken, Pickel und Punkte

zeigen die Ausscheidung von Schleim und Fett, angesammelt in der Lunge und dem Darm, aufgrund von Überkonsum von Geflügel, Eiern, Käse, und Milchprodukten.

E. Rote Pickel

weisen auf eine Ausscheidung von überschüssiger Yin-Nahrung, wie Früchte, Säfte, Zucker, chemische Zusätze und andere.

F. Die zentrale Region der unteren Stirn

repräsentiert Leber und Gallenblase (Abb. 67). Zum Beispiel:

1. Vertikale Falten, die in diesem Bereich auftreten — heute sehr verbreitet — sind ein Anzeichen für die Ansammlung von Schleim und Fett in der Leber und Erweiterung oder Verhärtung der Leber. Je tiefer und länger die Falten sind, um so schlechter ist die Kondition. Es können mehrere oder nur eine Falten auftreten. Bei nur einer oder zwei Falten ist die Leber härter und eher verkrampft, einhergehend mit einer Stagnation ihrer Funktion. Diese vertikalen Linien sind auch als Folge von Ärger bekannt, deshalb wird die Bezeichnung für Ärger, kan shaku (肝癪), seit Jahrhunderten in China und Japan mit den beiden Schriftzeichen geschrieben, die „Leberschmerzen" oder „akute Erkrankung der Leber" bedeuten. Diese Falten repräsentieren nicht nur körperliche Störungen in Leber und Gallenblase, sondern auch eine geistige Tendenz zu Verärgerung, Unbeherrschtheit und Erregbarkeit.

2. Weiße oder gelbe Flecken mit vertikalen Linien deuten auf die Entwicklung von Zysten und Tumoren in der Leber oder Steinbildung in der Gallenblase.

3. Pickel, mit oder ohne Falten, weisen auf harte Fettablagerungen in der Leber oder Steinbildung in der Gallenblase aufgrund langjährigen Konsums von tierischem Fett und Milchprodukten. Dies deutet ebenfalls auf eine geistige Starrheit.

4. Trockene, schuppige Haut, möglicherweise ausgedehnt bis in den Bereich oberhalb der Augenbrauen, weist auf einen übermäßigen Verzehr von Fett und Öl, sowohl tierischen als auch pflanzlichen Ursprungs, verbunden mit Mehlprodukten und einem Mangel an ausreichender Gemüseaufnahme.

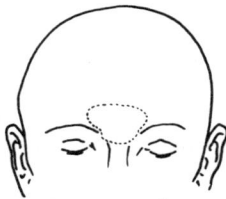

zentrale Region des unteren   Anzeichen für Leberprobleme
Bereichs der Stirn
Abb. 67: Die Stirn — Die zentrale Region

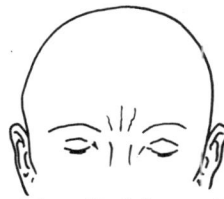

2. Die mittlere Stirn

Dieser Bereich zeigt die Kondition des Nervensystems an. Ist er gut ausgeprägt, weist das auf gut entwickelte intellektuelle Kapazitäten. Ist dieser Bereich nach innen gewölbt, sind die natürlichen Instinkte aktiv. Veränderungen in der Farbe und andere Anzeichen zeigen verschiedene Nervenstörungen an.

A. Eine rote Färbung
weist auf Nervosität, Übersensibilität und Labilität, verursacht durch ein Übermaß an Yin-Nahrung, wie stimulierende Getränke, Früchte und Erfrischungsgetränke.

B. Eine weiße Färbung
wird verursacht durch Überkonsum von Milchprodukten in Verbindung mit übermäßig viel Flüssigkeit. Die Nervenfunktionen sind langsam und schwerfällig, geistige Aktivitäten sind trübe und unklar.

C. Eine gelbe Färbung
zeigt an, daß die Nervenfunktionen tendenziell scharf sind, jedoch engstirnig und unflexibel. Meist liegt die Ursache im übermäßigen Verzehr von Eiern, Geflügel und Milchprodukten, in einigen Fällen kann eine ähnliche Kondition auch von einem Zuviel an Wurzelgemüsen herrühren. In beiden Fällen ist die angezeigte Störung eine anormale Funktion der Leber und der Gallenblase.

D. Dunkle Punkte und Flecken,
allgemein auch ,,Sommersprossen" genannt, bedeuten, wenn sie in diesem wie auch jedem anderen Bereich der Stirn auftreten, daß ein Exzeß an Obst, Säften, Honig, Süßigkeiten, Drogen oder Medikamenten ausgeschieden wird.

E. Rote Pickel oder Punkte
zeigen ebenfalls die Ausscheidung von Yin-Nahrung an, aber in diesem Fall verstärkt Zucker und Obst in Verbindung mit Auszugsmehl- und Milchprodukten.

3. Die obere Stirn

Die obere Stirnregion unmittelbar unterhalb des Haaransatzes repräsentiert das Kreislauf- und Ausscheidungssystem. Ist diese Region gut ausgeprägt, deutet dies auf kräftige Kreislauf- und Ausscheidungsfunktionen, eine gesunde Kondition von Herz, Nieren und Blase. Diese Region repräsentiert zudem auch den spirituellen Charakter, der sich parallel zur Ausbildung dieser Region verhält: ist sie gut entwickelt, weist dies auf eine kräftige spirituelle Kapazität, einschließlich einem Verständnis der spirituellen Welt, verbunden mit einem umfassenderen Verständnis als üblich.

Veränderungen in der Farbe, dem Haar und anderen Erscheinungen in dieser Region deuten auf unterschiedliche körperliche, geistige und spirituelle Tendenzen.

A. Eine rote Färbung

zeigt an, daß der Kreislauf überlastet ist, aufgrund von übermäßiger Aufnahme von Flüssigkeit, Früchten und anderer Yin-Nahrung und -Getränken, einschließlich stimulierender und aromatisierter Getränke. Dies verursacht einen schnelleren Pulsschlag und in einigen Fällen Fieber. Die Ausscheidungsfunktionen werden ebenfalls überaktiviert, mit häufigem Urinieren, Magenverstimmungen und Durchfall als Folgen.

B. Eine weiße Färbung und weiße Flecken

treten aufgrund von übermäßigem Verzehr von Fetten und Ölen aus sowohl tierischem wie auch pflanzlichem Ursprung auf. Diese Kondition wird oft von silbernem „Babyhaar", verursacht durch den Überkonsum von Milchprodukten, begleitet. Ein hoher Anteil an Cholesterol und Fettsäure im Blut kann auftreten. Geschwächter Herzschlag, sowie Akkumulation von Fett und Schleim in den Nieren, der Harnröhre und anderen Ausscheidungsorganen sind angezeigt.

C. Dunkle Färbung und Flecken

werden verursacht durch den Konsum von zu viel Zucker, auch Fruchtzucker, Milch- und Rohrzucker sowie Honig und Sirup. Die Nieren bilden eventuell Fett- und Schleimablagerungen, so daß leicht Zysten, Steine und Blaseninfektionen auftreten können.

D. Gelbe Färbung und Flecken

weisen auf ein Übermaß an tierischem Fett, vor allem von Fleisch, Geflügel, Fisch, Eiern und Käse. Das Blut hat bei dieser Kondition einen hohen Anteil an Cholesterin und Fettsäure, die Funktion von Leber und Gallenblase sind gestört.

E. Pickel

weisen auf die Ausscheidung verschiedener Arten von Nahrung, die im Übermaß verzehrt wurde. Rote Pickel durch Zucker, Früchte und Säfte; weiße Pickel durch Fett und Öle; gelbe Pickel durch tierische Fette und Cholesterol; und dunkle Pickel durch Eiweiß, das im Falle von Leberflecken und Warzen mit Fett verbunden auftritt.

F. Zurückweichendes Haar

in diesem Bereich, mit einer kahlen Stirnregion als Folge, wird durch den übermäßigen Konsum von Yin-Nahrung, wie Flüssigkeit, Alkohol, Säfte, und Zucker verursacht (siehe Abschnitt: die Haare). Die Herz-und Kreislauffunktionen sind aufgrund einer größeren Menge von Blut und Lymphflüssigkeit, die dazu von dünner Qualität sind, überlastet. Die Ausscheidungsfunktionen sind überaktiv, vor allem tritt sehr häufiges Urinieren auf.

4. Die Schläfen

Die Schläfen korrespondieren mit Milz, Bauchspeicheldrüse, Leber und Gallenblase.

A. Grüne Adern,

weisen auf anormalen Lymphkreislauf aufgrund einer überaktiven Milz und einer unteraktiven Gallenblase. Dies wird verursacht durch ein Übermaß an Flüssigkeit und Zucker, Fetten und Ölen, Alkohol, Anregungsmitteln und anderer Yin-Nahrung.

B. Eine dunkle Färbung

weist auf die Ausscheidung von überschüssigem Zucker, Honig, Sirup, Obst, Säften und Milch hin. Diese Kondition kann manchmal auch aufgrund gegenteiliger Ursachen auftreten — übermäßiger Konsum von Salz, ebenso wie getrocknete Nahrung. Diese Kondition zeigt an, daß die Leber, die Milz und die Nieren unteraktiv sind. Die Bauchspeichelfunktionen tendieren ebenfalls zu einem unregelmäßigen Blutzuckerspiegel, was zu Konditionen wie Diabetes oder Hypoglykämie führen kann.

C. Flecken und Pickel

zeigen ebenfalls die Ausscheidung verschiedener überschüssiger Nahrungsmittel an. Rote Pickel und Flecken werden verursacht durch überschüssigen Zucker, Obst und Säfte. Weißliche Pickel und Flecken werden verursacht durch Fette und Öle sowohl aus tierischen wie aus pflanzlichen Quellen. Dunkle Pickel und Flecken werden durch überschüssige Süßmittel, aber auch durch Salz und Mehlprodukte, verursacht. Leberflecken und Warzen werden durch überschüssiges Eiweiß und Fett verursacht. Sie zeigen Störungen in Milz und Bauchspeicheldrüse, Leber und Gallenblase an.

5. Die Stirn als Ganzes

Die gesamte Stirn korrespondiert mit der gesamten körperlichen Kondition und insbesondere mit dem Nervensystem.

A. Eine saubere und klare Stirn mit normaler Hautkondition

zeigt körperliche und geistige Gesundheit, verbunden mit einem harmonischen Stoffwechsel an.

B. Eine feuchte Stirn, vor allem im oberen Bereich,
zeigt Störungen in den Kreislauf- und Ausscheidungssystemen aufgrund von übermäßiger Flüssigkeitsaufnahme, einschließlich Obst und Obstsäften, an.

C. Eine leicht fettige, ölige Stirn
weist auf Störungen von Leber, Gallenblase und der Verdauung aufgrund von übermäßigem Verzehr von Fetten und Ölen, sowohl tierischen wie pflanzlichen Ursprungs.

D. Horizontale Falten auf der Stirn, die im frühen Erwachsenenalter auftreten
werden durch übermäßige Flüssigkeit in Form von Getränken, Obst, Obstsäften und Milchprodukten, oft in Verbindung mit übermäßig vielen Fetten und Ölen, verursacht (Abb. 68). Eher normal ist es jedoch, wenn diese Falten nach dem 50. Lebensjahr auftreten, aufgrund der Gewebestruktur der Stirn. Diese Linien repräsentieren die Hauptsysteme des Körpers wie folgt: Treten vier Linien auf, wird entweder die unterste oder die oberste nicht mitberücksichtigt, je nachdem, welche schwächer ausgebildet ist; und falls fünf Linien auftreten sollten, läßt man sowohl die unterste wie auch die oberste außer Acht.

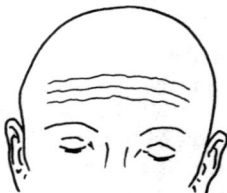

— unterste Linie: Das Verdauungs- und Atmungssystem, mit der Lebenslinie der Handfläche korrespondierend
— mittlere Linie: Das Nervensystem, mit der Intellektlinie der Handfläche korrespondierend
— obere Linie: Das Kreislauf- und Ausscheidungssystem, mit der Emotionenlinie auf der Handfläche korrespondierend

Abb. 68: Horizontale Falten auf der Stirn

Diese drei Linien sollten bei gesunder körperlicher und geistiger Kondition lang, tief und klar sein. Ist eine von ihnen schwach, unscharf und gebrochen, so ist auch das entsprechende System schwach. Treten Punkte und Flecken an irgendeiner dieser Linien auf, weist dies auf bestimmte gestörte Bereiche in dem entsprechenden System.

E. Haare auf der Stirn
zeigen einen übermäßigen Konsum bestimmter Nahrung an:
— weiße, silbrige Haare werden durch Milchprodukte verursacht;
— dunkelbraune Haare werden durch Kohlehydrate verursacht;
— feine, braun-gelbe Haare werden durch tierisches Eiweiß und Fette verursacht.

5. Das Haar

Haare sind Ausschüttung von überschüssiger Nahrung. Die Hauptsubstanzen, aus denen die Haare aufgebaut sind, sind Eiweiß, Fett und Mineralien. Sie werden aber auch durch den Verzehr von Kohlehydraten gebildet, die sich im Körper in Eiweiß und Fett umwandeln. Haare können in zwei Kategorien eingeteilt werden:
1. Haare, die nach oben wachsen, wie das Kopfhaar;
2. Haare, die nach unten wachsen, wie Bärte und das meiste Körperhaar.

Nach oben wachsendes Haar stammt von Nahrungsmitteln pflanzlichen Ursprungs, besonders Kohlehydraten, während nach unten wachsendes Haar mehr von Eiweiß und Fett sowohl aus tierischen wie pflanzlichen Quellen stammt. Die Haarqualität weist ganz klar auf unsere körperliche und geistige Konstitution und Kondition. Zum Beispiel haben Leute, die in einem nördlichen Klima mit wenig Sonne leben, gewöhnlich blonde oder braune Haare mit einer feinen, weichen Struktur; und Leute, die in einem wärmeren Klima mit starker Sonneneinstrahlung wohnen, entwickeln dunkle und harte Haare. Diese klimatischen Verschiedenheiten verursachen verschiedene Ernährungspraktiken, die wiederum verschiedene Arten von Haaren erzeugen.

Klima	Ernährungsweisen	Haartypen
Kalt (yin)	Mehr tierische Nahrung, Milchprodukte, Fisch und jahreszeitlich gut gekochte Getreide und Gemüse; mehr Salz (yang)	blond, rot, brünett; fein, dünn, weicher und gewellte Haare (yin)
Kühl, Vier-Jahreszeiten-Klima (yin)	gekochte Getreide und Gemüse, gelegentlich Obst, tierische Produkte, Milchprodukte, Fisch und Meerestiere (yang)	brünett, braun, schwarz; weich, jedoch etwas härter, wenig gewellt (yin)
wärmeres Vier-Jahreszeiten-Klima (yang)	Gemüse, Obst (roh und gekocht), Getreide, wenig tierische Nahrung, Milchprodukte und Fisch (yin)	dunkel und schwarz; härter und glatt (yang)
heißes semitropisches Klima (yang)	Getreide, Gemüse, einschl. roher Nahrung, frisches Obst; kaum tierische Nahrung, Fisch oder Meerestiere (yin)	schwarz, hart und gelockt (yang)

Entsprechend dieser Prinzipien produziert eine yange körperliche Kondition, die durch Yang-Nahrung aufgebaut wird, einen Yin-Haartyp und umgekehrt. Es ist somit auch leichter zu verstehen, warum ein Kleinkind, welches eine eher Yang-Kondition besitzt (kleiner Wuchs, höhere Körpertemperatur usw.) einen Yin-Haartyp hervorbringt — weich und gewellt und von heller Farbe — und im Laufe seines Wachstums sich sein Haar im allgemeinen verändert und härter, glätter und dunkler wird.

Haare treten an unterschiedlichen Stellen des Körpers auf. Ihre Farbe, Struktur und andere Charakteristika lassen uns die Konditionen der verschiedenen Organe und Funktionen, die mit dem spezifischen Erscheinungsort korrespondieren, diagnostizieren.

1. Haare auf dem Kopf

Die Kopfhaare zeigen vor allem unsere Kondition während der Zeit, als das Haar wuchs. Jede Haarsträhne repräsentiert alle Phasen der Wachstumsperiode. Das Ende der Strähne spiegelt die Vergangenheit und der Wurzelbereich die Gegenwart wider. Eine mikroskopische Untersuchung würde klare Unterschiede in der Dicke, der Farbe, der Härte, der Struktur und der Welligkeit entlang einer Haarsträhne zeigen (Abb. 69). Untersuchen wir eine Haarsträhne, die ein Jahr lang gewachsen ist, so können wir sie in Sektionen unterteilen, die die vier Jahreszeiten oder die zwölf Monate repräsentieren. Die Kondition jedes einzelnen Abschnittes offenbart, welche Speisen verzehrt wurden, welche Krankheiten durchlebt wurden und welche mentalen Stadien auftraten.

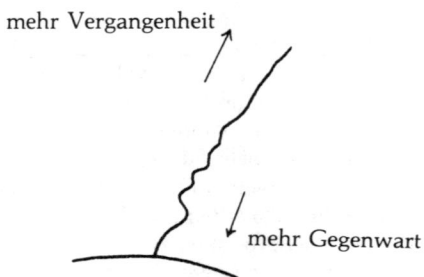

mehr Vergangenheit

mehr Gegenwart

Abb. 69: Eine Kopfhaarsträhne, vergangene und neuere Wachstumsmuster anzeigend

Haarqualität	Art der Ernährung
Dicker, heller	Mehr Eiweiß und Fett
Dicker, dunkler	Mehr Kohlehydrate, pflanzliches Eiweiß und Öle
Dünner, heller	Mehr Nahrung tierischen Ursprungs, oder gut gekochte pflanzliche Nahrung mit Salz
Dünner, dunkler	Mehr gut gekochte pflanzliche Nahrung mit Salz
Lockig	Mehr tierische Nahrung mit Salz bei gemäßigtem Klima; mehr Kohlehydrate bei starker Sonneneinstrahlung bei tropischem Klima
Glatt	Sowohl tierische wie pflanzliche Nahrung,
Grau oder weiß	Mehr tierische Nahrung oder gut gekochte Gemüse mit Salz; eventuell Mangelernährung

Haare wachsen im Herbst und Winter langsamer als im Frühling und Sommer, sodaß die jahreszeitlichen Abschnitte des Haares nicht von gleicher Länge sein werden.

Das Haar auf dem Kopf kann in mehrere Bereiche eingeteilt werden, die mit bestimmten Körperregionen korrespondieren (Abb. 70):

Haarregion	Körperregion
Vorne (A)	Nieren, Blase, das Ausscheidungssystem und seine Funktionen
Seite (B)	Lunge, Dickdarm und deren Funktionen
Oben (C)	Herz, Kreislaufsystem, Dünndarm und deren Funktionen
Hintere Seite (D)	Milz, Bauchspeicheldrüse, Magen und deren Funktionen
Hinten (E)	Leber, Gallenblase und deren Funktionen

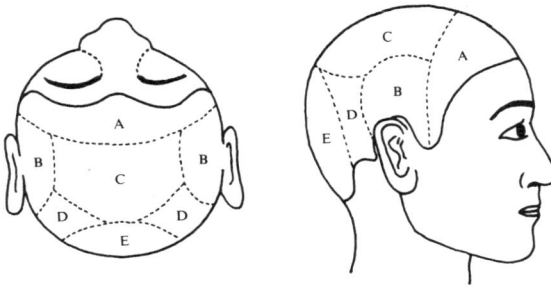

Abb. 70: Das Kopfhaar und die damit in Verbindung stehenden Körperpartien

Haare offenbaren ebenfalls die innere und äußere Kondition des Körpers: die Haarspitzen weisen auf die inneren Regionen des Körpers und die Wurzeln auf die mehr peripheren Bereiche. Veränderungen in der Farbe und andere Charakteristika, die in bestimmten Bereichen des Kopfes auftreten, deuten auf die Kondition der korrespondierenden Systeme und Körperfunktionen hin.

A. Gespaltene Enden

sind Manifestation einer Yin-Kondition, die sich in Differenzierung und Verästelung darstellt. Die inneren Bereiche des Körpers sind durch ein Übermaß an Yin-Nahrung

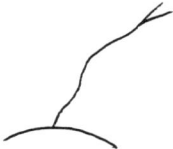

typisch gespaltene Spitzen   extrem gespaltene Spitzen

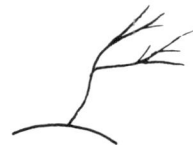

Abb. 71: Gespaltene Haarspitzen

im Mitleidenschaft gezogen — und zwar durch übermäßiges Essen im allgemeinen, insbesondere von Süßem, Ölen und Fetten, Obst und Säften und einen Mangel an ballaststoffreichem Getreide, Gemüse und Algen sowie gut ausgewogenen Mineralien (Abb. 71). Diese Kondition offenbart vor allem, daß Eierstöcke, Uterus, Prostata, Hoden und die Fortpflanzungsfunktionen im allgemeinen in keiner guten Verfassung sind.

B. Graue und weiße Haare
entwickeln sich natürlich im Alter. Aber auch eine übermäßig yange, zusammengezogene körperliche Kondition kann diese Farbe hervorbringen. Wenn zuviel tierische Nahrung oder gut gekochte pflanzliche Nahrung verspeist wird, und zwar mit einem relativ hohen Anteil an Salz und Mineralien und ohne genügend frisches Blattgemüse, kann diese Farbe leicht auftreten. Der Verzehr von grauem Meersalz oder gebackenen und gerösteten Mehlprodukten, die Salz enthalten, kann ebenfalls diese Farbe hervorbringen.

Die Leber- und Gallenfunktionen werden unteraktiv, und die Persönlichkeit wird bestimmend, rigide und stur, verbunden mit Engstirnigkeit.

C. Feuchte oder trockene Haare
Die Aufnahme von Flüssigkeiten, durch Getränke, Früchte, Säfte und beim Kochen verwendete Flüssigkeit erzeugt eher feuchte Haare. In diesem Fall sind die Kreislauf- und Ausscheidungsfunktionen überaktiv, verbunden mit häufigem Urinieren.

Auf der anderen Seite resultiert trockenes Haar in Austrocknung. In diesem Fall sind außer den Leber- und Gallenblasenfunktionen auch die Milz- und Bauchspeichelfunktion gestört, verbunden mit Stagnation der Kreislauf- und Atmungsfunktionen.

D. Fettige Haare,
verursacht durch Überkonsum von Fett und Öl sowohl tierischen wie pflanzlichen Ursprungs, aber nicht in dem Ausmaß, daß Fettansammlung unter der Haut Transpiration verhindert. Dieser Haartyp wird eher durch ungesättigte Fette und Öle erzeugt.

Schleimansammlungen in den Lungenflügeln, dem Darm und den Fortpflanzungsorganen können im fortschreitenden Stadium sein, aufgrund eines erhöhten Anteils an Fettsäure im Blutstrom. Dies hat eine verminderte Aktivität der Ausscheidungs-, Verdauungs- und Fortpflanzungsfunktionen zur Folge, und verursacht allgemeine Abgespanntheit und Trägheit.

E. Schuppen
sind eine Ausscheidung von zuviel Nahrung, vor allem Eiweiß und Fett, die ein Abschälen der Haut bewirken. Es kann durch ein Überessen im allgemeinen verursacht sein oder durch Überkonsum von jeglicher Art von tierischer Nahrung oder von öliger und fettiger Nahrung, sowohl tierischen als auch pflanzlichen Ursprungs. Schuppen weisen körperlich auf Störungen in den Nieren und Ausscheidungsfunktionen, und psychologisch auf einen wechselhaften Geist, Unentschlossenheit, Erregbarkeit und Unbeherrschtheit.

106

2. Haarausfall

Haarausfall ist unter den Menschen der heutigen Zeit sehr verbreitet. Er kann an mehreren Stellen auftreten oder als eine von drei allgemeinen Arten von Glatzköpfigkeit. Jede Form von Haarausfall ist Ergebnis eines der zwei folgenden Hauptgründe:

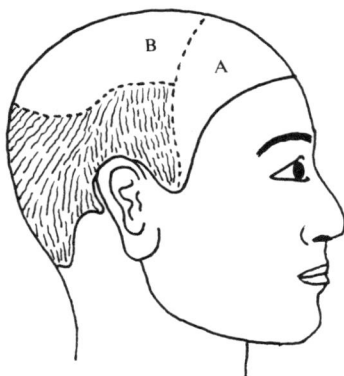

Abb. 72: Bereiche von Kahlköpfigkeit

A. Haarausfall an der Vorderseite des Kopfes
entsteht auf Grund von Erweiterung des Gewebes, verursacht durch die übermäßige Aufnahme von Flüssigkeit und anderer Yin-Nahrung, wie Getränke, Säfte, Süßigkeiten, Anregungsmittel, chemische Zusätze, Drogen, Medikamente, rohes Gemüse, Tomaten, Auberginen und Gemüse tropischen Ursprungs (Region A in Abb. 72).
Die Herz- und Kreislauffunktionen, Nieren- und Ausscheidungsfunktionen und die reproduktive Vitalität sind gemindert. Die Verdauungsfunktionen, vor allem die Darmtätigkeit, können ebenfalls herabgesetzt sein. Geistig besteht Tendenz, eher konzeptuell und intellektuell anstatt praktisch und materialistisch zu sein.

B. Haarausfall im zentralen Bereich des Kopfes
tritt bei übermäßigem Verzehr von Yang-Nahrung auf, und zwar bei Nahrungsmitteln wie Fleisch, Geflügel, Eier, Milchprodukte und in einigen Fällen Fisch und Meerestiere (Region B in Abb. 72).Tierisches Eiweiß, schwere gesättigte Fette, Salz und getrocknete Nahrung sind die Ursachen für diese Form der Kahlköpfigkeit.
In diesem Fall findet sich in Herz, Leber, Bauchspeicheldrüse und den Fortpflanzungsorganen eine Ansammlung von Fett und Schleim, mit dem Ergebnis einer Verhärtung und Starrheit der Muskeln und des Gewebes. Diese Kondition verursacht tendenziell kardiovaskuläre Störungen, chronische Verdauungsprobleme und die Bildung von Zysten und Tumoren. Geistig weist es auf eine eher aggressive und entschlossene Einstellung, verbunden mit praktischem und materialistischem Denken.

C. Haarausfall im vorderen und zentralen Bereich des Kopfes

der eine große Fläche bedeckt, wird durch eine Kombination der beiden oben beschriebenen Konditionen (A und B) verursacht: Sowohl Extreme der schweren Yang-(tierische) Nahrung wie auch Yin-Nahrung, wie Zucker, Obst, Säfte, chemische Zusätze und Drogen, und ein Mangel an ausgeglichenen Ernährungsbestandteilen wie Getreide, Bohnen, Gemüse und Algen.

Deshalb tritt eine Vielzahl an körperlichen Symptomen auf, einschließlich akuter und Degenerationskrankheiten. Geistig besteht die Tendenz zu einer schizophrenen Kondition sowie Launenhaftigkeit, Reizbarkeit, verbunden mit einem Mangel an Zuverlässigkeit, Geduld, Großzügigkeit, Mitgefühl und Ausdauer.

D. Haarausfall an mehreren kleinen Stellen

kann zeitweilig an bestimmten Stellen des Kopfes auftreten und zwar auf Grund von ein oder zwei Arten von Nahrung, wie oben beschrieben. Die Position dieser Art des Haarausfalls weist auf eine vorübergehende Störung im korrespondierenden Teil des Körpers.

Haarausfall an mehreren Stellen oben auf dem Kopf in der Nähe der Spirale z. B., wird durch den plötzlich erhöhten Verzehr von tierischer Nahrung, die die Funktion des Dünndarms stört, verursacht.

Tritt der Haarausfall an der Seite des Kopfes auf, wird dies durch die plötzliche Aufnahme großer Mengen von Milch und Milchprodukten, tierischen Fetten und pflanzlichen Ölen, zusammen mit Obst und Obstsäften, die zeitweilig die Funktion der Lunge stören, verursacht.

Ist der stellenweise auftretende Haarausfall verbunden mit abblätternder Haut, so ist eine Ausscheidung von tierischen Fetten angezeigt.

3. Bartwuchs

Schnurrbärte und Bärte sind ebenfalls eine Ausscheidung von überschüssiger Nahrung und ebenso wie Kopfhaar ein natürlicher Ausscheidungsprozeß. Normalerweise treten sie nur bei Männern auf. Hat ein Mann keinen Bartwuchs, so ist dies eine anormale Kondition, ebenso wie Bartwuchs bei Frauen.

Da der Bereich um den Mund herum mit dem Genitalbereich korrespondiert, ist der Bart eng verbunden mit der Kondition und der Funktion der männlichen und weiblichen Hormone.

A. Ein starker Bartwuchs

weist auf mehr Nahrung, bis hin zum Überessen, und einen schnelleren Stoffwechsel hin. Der übermäßige Verzehr von tierischer Nahrung erzeugt einen wesentlich stärkeren Bartwuchs als pflanzliche Nahrung, obwohl diese auch den Bartwuchs aktivieren kann, wenn sie im Übermaß verzehrt wird. Diese Kondition weist auf eine eher körperlich orientierte Natur, mit der Tendenz, stark, jedoch geistig roh zu sein.

B. Ein dünner Bartwuchs

weist auf weniger Nahrung, vor allem weniger Eiweiß und Fette, und einen langsameren Stoffwechsel. Da die Schnelligkeit, mit der ein Bart wächst, proportional zu der Stoffwechselaktivität ist, hat eine Person, die weniger körperlich aktiv ist, einen langsamer wachsenden Bart. In diesem Fall besteht die Tendenz zu einer mehr geistigen, ästhetischen und empfindsameren Ausrichtung.

C. Bartwuchs bei Frauen

wird durch ein Übermaß an tierischer Nahrung, oder Eiweiß und Fett, oder durch Überessen im allgemeinen verursacht. Frauen sollten keinen Bart haben, und falls Bartwuchs auftritt, weist das auf Störungen in den Fortpflanzungsfunktionen hin.

D. Ein Bart, der einen ungewöhnlich großen Bereich bedeckt,

vor allem den Wangenbereich, wird verursacht durch ein Übermaß an Milchprodukten und anderen tierischen Fetten. In diesem Fall ist die Fortpflanzungsaktivität geringer als durchschnittlich und die geistigen Fähigkeiten sind eher begrenzt, vor allem die Fähigkeit für höhere spirituelle Funktionen.

4. Haare am Körper

Haare treten an vielen Stellen des Körpers auf, bei jeder Person verschieden, entsprechend den Unterschieden in der Ernährungsweise vom Zeitpunkt der Schwangerschaft an. Im allgemeinen können wir einige grundlegende Muster erkennen:

— Asiatische Rassen haben weniger Körperhaare als abendländische.
— Menschen, die in einem wärmeren oder heißen Klima leben, haben weniger Körperhaare als Menschen in kälteren Klimazonen.
— Menschen, die mehr pflanzliche Nahrung zu sich nehmen, haben weniger Körperhaare als Menschen, die mehr tierische Nahrung verspeist haben.
— Frauen haben weniger Körperhaare als Männer.

Die Menge des Körperhaares nimmt tendenziell während des biologischen Evolutionsprozesses zu höher entwickelten Spezies ab. Die Schalen der Wirbellosen und der Amphibien, die Schuppen der Fische und Reptilien haben sich bei den Säugetieren zu Körperhaaren entwickelt. Bei der Entwicklung der Säugetiere zum menschlichen Stadium hin verschwindet Körperbehaarung rapide und ist bei Frauen — dem gegenwärtig höchst entwickelten Stadium biologischer Evolution auf der Erde — überhaupt nicht vorhanden.

Körperbehaarung ist also, sowohl bei Männern als auch bei Frauen, ein Zeichen dafür, daß nicht eine tägliche Ernährungsweise befolgt wurde, die für menschliche Wesen angebracht ist — wie Getreide oder Gemüse —, sondern, daß andere Nahrungsmittel, wie Fleisch, Geflügel, Eier, Milchprodukte, Zucker und Nahrungsmittel, die reich an Eiweiß und Fett sowohl tierischen wie pflanzlichen Ursprungs sind, verspeist wurden.

A. Diagnose des Körperhaares

Entsprechend den Stellen, wo sich die Körperbehaarung befindet, zeigt sie verschiedene Gründe und Konditionen an, und zwar wie folgt (siehe Abb. 73):

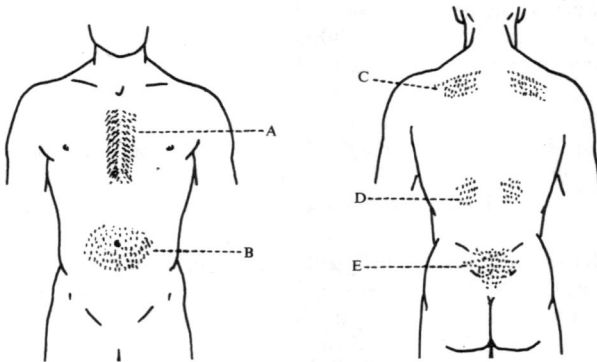

Abb. 73: Körperbehaarung

Lage	Ursache	Kondition
Brustbereich (A)	Tierische Fette, Milchprodukte, pflanzliches Öl	Schwächung der Bronchien, Lungen und Atmungsfunktionen
Bauchbereich (B)	Tierisches Eiweiß, gesättigte Fette	Schwächung des Darmes und der Verdauungsfunktionen
Oberer Rücken-	Sowohl tierische als auch pflanzliche Fette; übermäßiger Konsum von Zucker und anderen Kohlehydraten	Schwächung der Lungen- und Atmungsfunktionen
Mittlerer Rückenbereich	Übermaß an Milchprodukten und anderen tierische Fetten; pflanzlichen Fetten; übermäßiger Verzehr von Eiweiß	Schwächung der Nieren und Ausscheidungsfunktionen
Unterer Rückenbereich (E)	Exzeß an tierischer und pflanzlicher Nahrung, die reich an Eiweiß und Fett ist	Schwächung des Darmes und der Verdauungsfunktionen
Haare an anderen Stellen	Übermaß an tierischem und pflanzlichem Eiweiß und Fett	Schwächung des jeweiligen Organs und seiner Funktion

B. Haare an Armen und Beinen

Geringere Arm- und Beinbehaarung weist darauf hin, daß weniger tierische Nahrung verzehrt wurde, während stärkere Arm- und Beinbehaarung zeigt, daß mehr tierische Nahrung verspeist wurde, ebenso wie pflanzliche Nahrung, reich an Eiweiß und

110

Fett. Haare auf den Beinen sind im allgemeinen härter und dicker als Haare auf den Armen. Bei Frauen weist dicke Beinbehaarung darauf hin, daß die Sexualfunktionen dazu tendieren, entweder überaktiv oder gehemmt zu sein. Bei Männern ist es normal, eine gewisse Menge von Arm- und Beinbehaarung aufzuweisen.

Armbehaarung mit einer weiß-silbrigen Färbung — „Babyhaar" — wird durch den übermäßigen Verzehr von Milchprodukten verursacht. In diesem Fall sind die Atmungs- und Verdauungsfunktionen tendenziell geschwächt, es können Fett- und Schleimansammlungen in verschiedenen Bereichen des Körpers vorliegen.

C. Haare auf dem Unterarm

Dicke, lange Unterarmbehaarung wird durch ein Zuviel an Nahrung, vor allem Eiweiß und Fette, verbunden mit übermäßig viel Flüssigkeit, Obst und Säften, verursacht. In diesem Falle sind die Verdauungsfunktionen tendenziell schwächer.

Dünnere und kürzere Unterarmbehaarung wird durch weniger Nahrung und einen höheren Anteil an Gemüse und Obst, anstelle von kohlehydratreicher Nahrung, Eiweiß und Fett, verursacht. Atmung und Kreislauf können geschwächt sein.

D. Schamhaar

Jeder hat unterschiedlich geartetes Schamhaar, auf Grund der Unterschiede in der körperlichen Konstitution, wie sie während der Schwangerschaft entwickelt wurde, und der Unterschieder in der Ernährung vom Kleinkindalter bis zur Gegenwart.

Art des Haares	Ernährungsweise	Kondition
Dickes Schamhaar	Reichhaltige Nahrung, vor allem Eiweiß und Fett, hauptsächlich tierischen Ursprungs, aber in einigen Fällen auch aus pflanzlicher Nahrung	Im allgemeinen gesundes sexuelles Verhalten und Fortpflanzungsvermögen
Dünnes Schamhaar	Weniger Nahrung, vor allem weniger Eiweiß und Fett; manchmal mehr Verzehr von Gemüse und Milch	Das sexuelle Empfinden ist sensibler, geringere Fortpflanzungsfähigkeit
Große Fläche mit Schamhaaren bedeckt	Übermaß an Eiweiß und Fett, mit Milchprodukten, Zucker, Obst und Säften	Weniger geordnetes sexuelles Verhalten; häufig Störungen im Genitalbereich
Kleinere Fläche mit Schamhaaren bedeckt	Geringere Vielfalt der Nahrung, vor allem Eiweiße und Fette	Im allgemeinen gesunde sexuelle Kondition und Fortpflanzungsfähigkeit
Kein Schamhaar	Überkonsum von Eiern, Käse, Milch, Fisch oder Mehlprodukten, Obst, Säften, Zucker und anderer Yin-Nahrung mit einem Mangel an Getreide und Gemüse	Sexuell empfindsam, aber geringere Vitalität und Fortpflanzungsfähigkeit

6. Die Hände

Die Hände und Füße, als Endpunkte der Arme und Beine, können als die Verlängerung der innernen Organe angesehen werden. Die äußeren Bereiche der Hände, zu den Fingerspitzen hin, korrespondieren zu den tieferen Regionen der Organe (Abb. 74).

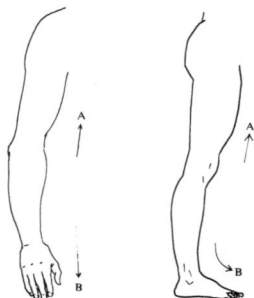

mehr in Richtung A — steht mehr mit
peripheren Regionen der Organe in Verindung
mehr in Richtung B — steht mehr mit
tieferen Regionen der Organe in Verbindung

Abb. 74: Arme und Beine im Wechselverhältnis zu den inneren Organen

Die Arme, Hände und Finger, ebenso wie die Beine, Füße und Zehen, sind in einem spiralförmigen Muster entstanden. Sie wuchsen von den inneren Organen ausgehend, von denen Energie ausgestrahlt wird. Dies geschieht in der embryonalen Phase. Sie bilden sich nach der Geburt weiter aus und agieren als die peripheren Bereiche des Körpers, mit der Funktion, Energie, Vibrationen und Nahrungsüberschüsse aus dem inneren Bereich des Körpers auszuscheiden. Auf diese Weise können sie ebenso frühere wie gegenwärtige körperliche und geistige Konditionen offenlegen.

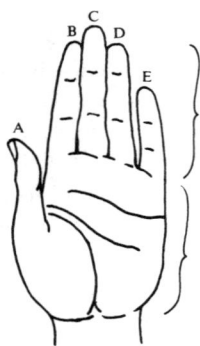

Fingerbereich
(mehr geistig)

Handflächenbereich
(eher körperlich)

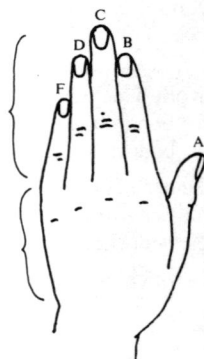

Abb. 75: Handfläche und Finger im Verhältnis zu Körperfunktionen

1. Allgemeine Charakteristika der Hände

Die Hand kann in zwei Hauptbereiche unterteilt werden: die Handfläche und die Finger.

Die Handfläche spiegelt mehr die körperliche Konstitution, während die Finger eher die geistigen Tendenzen widerspiegeln.

Wir können die Hand außerdem in sechs vertikale Regionen unterteilen, die mit den sechs Hauptmeridianen in Verbindung stehen (Abb. 75):

1. Der Daumen und seine Wurzel (A) korrespondieren mit den Lungen und ihren Funktionen.

2. Der Zeigefinger und seine Wurzel (B), bis hinunter zum Beginn der Handfläche, einschließlich der gleichen Region auf dem Handrücken, korrespondiert mit dem Dickdarm und seinen Funktionen.

3. Der Mittelfinger und seine Wurzel (C), einschließlich der Region auf dem Handrücken, korrespondiert mit den drei *Chakren*, die Energiezentren des Herzens, des Magens und des abdominalen Bereiches sind, und mit den Kreislauf- und Fortpflanzungsfunktionen.

4. Der Ringfinger und seine Wurzel (D), einschließlich der gleichen Region auf dem Rücken der Hand, korrespondiert mit den drei *Chakren* oder den Energiezentren, die die Vitalität, die Temperatur und die Energie kontrollieren.

5. Der kleine Finger und seine Wurzel auf der Handflächenseite (E) korrespondiert mit dem Herz und den Kreislauffunktionen.

6. Der kleine Finger und seine Wurzel auf der Rückseite der Hand (F) korrespondiert mit dem Dünndarm und seinen Funktionen.

A. Die Handfläche

Die Handfläche kann in drei Regionen eingeteilt werden, und zwar den drei Linien der Handfläche folgend, die mit den Hauptsystemen des Körpers in Verbindung stehen (Abb. 76):

Linie A und das sie umgebende Gebiet korrespondiert mit den Verdauungs- und Atmungsfunktionen. Sie wird auch „Lebenslinie" genannt, auf Grund ihrer entscheidenden Bedeutung für die Lebenskraft und die Langlebigkeit.

Linie B und das sie umgebende Gebiet korrespondiert mit den Nerven und ihren Funktionen. Sie wird auch „Linie des Intellektes" genannt, da sie das Gehirn, dessen Funktionen und die Nervenqualitäten widerspiegelt.

Linie C und das sie umgebende Gebiet korrespondiert mit den Kreislauf- und Ausscheidungsfunktionen. Sie wird „Linie der Gefühle" genannt, und zwar auf Grund des entscheidenden Einflusses des Blutes, der Lymph- und Harnkonditionen auf die emotionalen Abläufe.

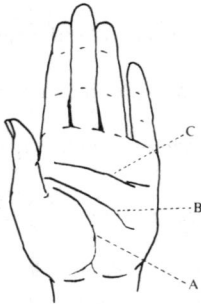

Abb. 76: Die Linien der Handfläche

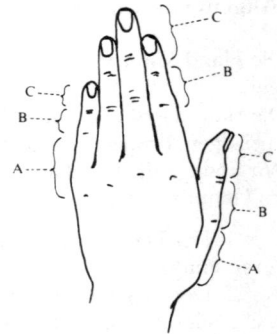

Abb. 77: Die Teilbereiche der Finger

B. Die Finger

können ebenfalls in drei Regionen eingeteilt werden, entsprechend den durch die Knöchel markierten Teilbereiche (Abb. 77):

Der untere Bereich (A) korrespondiert mit den Verdauungs- und Atmungsfunktionen. Beim Daumen ist dies der Wurzelbereich.
Der mittlere Bereich (B) korrespondiert mit den Nervenfunktionen. Beim Daumen ist dies der untere Bereich.
Die Spitzen (C) korrespondieren mit Kreislauf- und Ausscheidungsfunktionen.

C. Die Nägel

sind eine Ausscheidung von überschüssigen Nährstoffen, d. h., von Mineralien und Eiweiß. Deshalb spiegeln sie die Kondition des gesamten Körpers wider und offenbaren klar die vergangene, wechselnde Kondition während der Zeit des Nagelwachstums.

2. Spezielle Konditionen der Hände, Handflächen und Finger

Wendet man die oben beschriebenen allgemeinen Richtlinien an, können Unterschiede in Konstitution und Kondition verstanden werden:

A. Länge der Handfläche

Ist die Handfläche länger als die Finger, so ist die körperliche Konstitution gut entwickelt und besitzt größere Kraft, Widerstandsfähigkeit und Ausdauer. Sind andererseits die Finger fast genauso lang wie die Handfläche, oder, in einigen seltenen Fällen, länger, dann sind die geistigen Fähigkeiten stärker entwickelt, und es kann eine Tendenz zu körperlicher Schwäche bestehen.

114

B. Dicke der Handflächen

Eine dicke Handfläche repräsentiert eine gute Konstitution, genährt durch wohlausgewogene Speisen und Getränke. Sie weist auf ein potentiell gesundes und wohlhabendes Leben hin. Andererseits repräsentiert eine dünne Handfläche, verursacht durch unausgewogene Ernährung, eine schwächere Gesundheit und Vitalität, verbunden mit häufigen Kämpfen und Härten.

C. Die Breite der Handfläche

Eine breite Handfläche entsteht durch gute, ausgewogene Nahrung, Getreide, Bohnen und Gemüse umfassend, und weist auf körperliche Kraft und Vitalität und die Möglichkeit eines langen Lebens. Eine schmale Handfläche hingegen ergibt sich durch den überhöhten Verzehr von Zucker und Süßigkeiten, Obst und Säften und anderer Yin-Nahrung, und weist auf eine schwächere Konstitution mit einem möglichen kürzeren Leben hin.

D. Feuchte und trockene Handflächen

Feuchte Handflächen, unangenehm beim Händeschütteln, weisen auf den übermäßigen Verzehr von Flüssigkeit, einschließlich aller Getränke, Milch, Obst, Säften, Zucker und Süßigkeiten. Die Herz- und Kreislauffunktionen und die Nieren- und Ausscheidungsfunktionen sind überlastet aufgrund dieser zu flüssigen Kondition. Allgemeine Abgespanntheit, sowohl körperlich wie geistig, tritt auf. Übermäßig süßer oder unangenehmer Körpergeruch kann ebenfalls vorhanden sein. Schlaflosigkeit, emotionale Störungen, Vergeßlichkeit und umnebeltes Denken begleiten oft diese Kondition.

Hände, die zu trocken sind, weisen auf Dehydration. Die Temperatur der Handfläche ist ungewöhnlich kalt aufgrund der zusammengezogenen Gewebe, Blutgefäße und Kapillaren. Der übermäßige Verzehr von getrockneter Nahrung, tierischer Nahrung, Salz, verbunden mit einem Flüssigkeitsmangel, bewirkt diese Kondition. Körperlich und geistig weist sie auf Rigidität und Inflexibilität. Obwohl das Denken scharf sein mag, besteht oft die Tendenz zu Engstirnigkeit, Vorurteilen, Mißverständnissen und Fanatismus. Diese Kondition tritt manchmal auch bei Getreide-und-Gemüse-Essern auf, wenn diese zu viel Salz und zu wenig Flüssigkeit zu sich nehmen.

Bei normaler, gesunder Kondition haben Menschen eine Handfläche, die leicht feucht und kühl ist. Der Grad der Feuchtigkeit ist sehr fein und fast nicht zu spüren. In dieser Kondition hat die Handfläche eine saubere, klare Farbe, und der körperliche Stoffwechsel und die geistigen Tätigkeiten sind wohl aufeinander abgestimmt. Wasserlassen erfolgt drei- bis viermal am Tag, ein gesunder Durchschnitt für einen Erwachsenen.

E. Die Farbe der Handfläche

sollte sauber, klar und einheitlich sein. Entwickelt der äußere Bereich der Handfläche eine rote Färbung, deutet dies darauf hin, daß die Herz- und Kreislauffunktionen überaktiviert sind, aufgrund von übermäßigem Konsum von stimulierenden Getränken, Obst, Säften und anderen Yin-Speisen und -Getränken. Entwickelt sich eine violette Färbung, vor allem im Bereich zwischen dem kleinen Finger und dem Beginn der Handfläche, weist dies auf Störungen der Kreislauf- und Ausscheidungsfunktionen.

Tritt in diesem Bereich eine grüne Färbung auf, können Tumore und Krebs im Darmbereich im Entstehen sein.

Wird die Handfläche gelber als normal üblich, liegt eine übermäßige Ausscheidung von Gallenflüssigkeit vor, auf Grund von Störungen der Leber, Gallenblase, der Kreislauf- und Atmungsfunktionen. Ursache für diese Störungen ist der übermäßige Verzehr von tierischer Nahrung, Eiern, Milchprodukten, Ölen, Fetten und Salz. Diese Kondition kann in einigen Fällen auch durch den übermäßigen Verzehr von einigen Wurzelgemüsen, wie Möhren, oder einigen runden Gemüsen, wie Kürbis, verursacht werden.

F. Die Färbung des Handrückens

kann sich in Rot oder Violett verwandeln, abhängig von der äußeren Temperatur. Treten diese Färbungen jedoch unter normalen Temperaturbedingungen auf, weist dies auf Störungen im Kreislauf-, Ausscheidungs-, Verdauungs- und Nervensystem auf Grund von unausgewogenen Ernährungsgewohnheiten, vor allem durch den Überkonsum von Yin-Nahrung, ebenso wie chemische Mittel, Drogen und Medikamente.

Werden Marihuana, Haschisch, LSD oder andere halluzinogene Drogen ebenso wie Medikamente wiederholt über einen längeren Zeitraum eingenommen, so ändert sich die Farbe der Hand nach rot und violett, vor allem auf der Handrückseite. Die Zeit, die gebraucht wird, um diese Drogen und chemischen Substanzen aus dem Körper auszuscheiden, kann folgendermaßen geschätzt werden:

Bereiche, in denen rote oder violette Färbung auftritt	Zeit, die zum Ausscheiden benötigt wird
Fingerspitzen	Sechs Monate
Spitze und mittlere Teil der Finger	Ein Jahr
Die gesamte Länge der Finger	Zwei Jahre
Die gesamte Hand, einschließlich der Rückseite der Hand bis zum Gelenk	Vier Jahre

Während des Ausscheidungsprozesses sind der körperliche Stoffwechsel und die Organfunktionen langsamer als normal, vor allem die Funktionen des Herzens, der Nieren und der Fortpflanzungsorgane. Zur gleichen Zeit verbleiben die Gehirn- und Nervenfunktionen anormal, oft mit Übersensibilität, Fanatismus, starrem Denken, Depression, Erregbarkeit, Labilität, Frustration, innerem Ärger, Feigheit, Schüchternheit und häufiger Meinungsänderung sowie Unselbständigkeit verbunden.

Diese körperliche und geistige Kondition tritt, wenn auch in geringerem Maße, auf, wenn Zucker und Süßigkeiten, Obst und Säfte, Milchprodukte und Weißmehlprodukte, Vitamine und Vitaminpräparate und andere Yin-Speisen und -Getränke im Exzeß verzehrt worden sind.

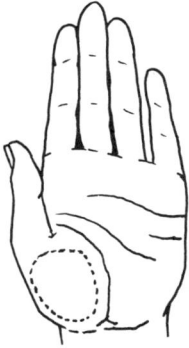
Abb. 78: Die Daumenwurzel

G. Färbung der Daumenwurzel

Entwickelt sich eine rote, blaue oder violette Färbung an der Daumenwurzel zwischen dem Daumen und der Linie A, zeigt dies an, daß die Verdauungsfunktionen durch unausgewogene Ernährung gestört sind(Abb. 78).

Tritt diese Färbung auf der Handrückseite zwischen Daumenwurzel und dem Zeigefinger auf, so ist dies ein Hinweis auf Verdauungsstörungen, vor allem im Dickdarm.

Eine grüne Färbung weist auf die Entwicklung von Tumoren und Krebs im Dickdarm: Im absteigenden Dickdarm auf der linken Hand und im aufsteigenden Dickdarm auf der rechten Hand.

H. Länge und Flexibilität der Hände

Dicke, starke Finger mit einer gut ausgebildeten Knochenstruktur zeigen eine starke psychische Konstitution, vor allem des Nervensystems, an. Dünne, lange Finger weisen auf einen eher geistig, spirituell ausgerichteten Charakter, mit einer künstlerischen Ausrichtung.

Flexibilität der Hand- und Fingergelenke deuten auf körperliche und geistige Flexibilität. Ist die Hand ausgestreckt und die Finger lassen sich nach hinten biegen, weist dies auf größere geistige und spirituelle Fähigkeiten (Abb. 79). Biegen sich die Finger nach vorne, wenn die Hand gestreckt ist, zeigt dies geistige Starrheit und körperliche Kraft an. Flexibilität der Gelenke der Finger und der Hände ist sehr wichtig für ein anpassungsfähiges Leben. Je größer die Flexibilität, desto größer ist die Fähigkeit, die körperliche und geistige Kondition den Umweltbedingungen anzupassen. Verlust von Flexibilität geschieht durch Verhärtung der Muskeln, Arterien und des Nervensystems, durch übermäßigen Verzehr von tierischer Nahrung, die reich an Eiweiß, gesättigten Fetten und Cholesterin ist. Dies wird auch durch Überessen und eine überhöhte Aufnahme von Salz und Mineralien beschleunigt.

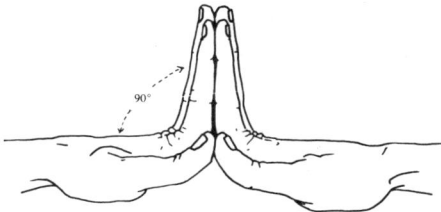

Halten Sie die Hände zusammen, biegen Sie sie zu einem 90°-Winkel. Ist dies nicht möglich, weist es auf Inflexibilität und Verhärtung in den Arterien, Nerven und Fingern.

Abb. 79: Test zur Flexibilität der Hände

117

I. Schwimmhäute zwischen den Fingern

Sind die Finger gespreizt, erscheinen zwischen den Fingern an ihren Wurzeln kleine Gewebe (Abb. 80). Sind diese Gewebe anormal groß, so weist dies darauf hin, daß von der Mutter während des frühen Stadiums der Schwangerschaft mehr Yin-Nahrung, einschließlich chemischer Bestandteile, Drogen und Medikamente verspeist wurde. Sind die Häute klein, so wurde zu dieser Zeit keine übermäßige Menge dieser Yin-Nahrungsmittel verspeist.

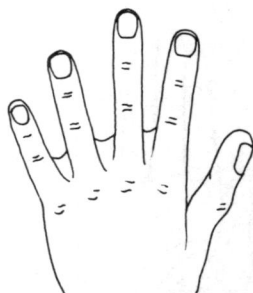

Abb. 80: ,,Schwimmhäute"

J. Der Zwischenraum zwischen den Fingern

Werden die Finger fest zusammen gehalten und man kann, wenn man die Hände von der Rückseite aus betrachtet, keine Zwischenräume erkennen, ist dies ein Hinweis auf eine gut ausgewogene Ernährung. Zwischenräume zwischen den Fingern werden durch ernährungsbedingte Mangelerscheinungen verursacht, vor allem im Verhältnis von Kohlenhydraten, Eiweißen, Fetten und Mineralien, und spiegeln eine Unausgewogenheit in der körperlichen und geistigen Konstitution wider (Abb. 81). Dementsprechend hieß es traditionell, daß eine Person mit Zwischenräumen zwischen den Fingern nicht das festhalten kann, was sie bekommt — ein Zeichen von Mißgeschick.

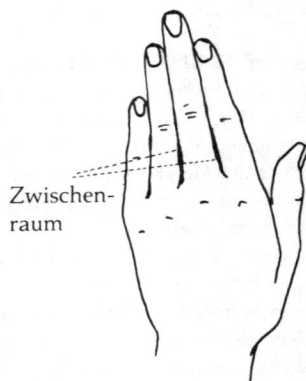

Zwischen-raum

Abb. 81: ,,Zwischenräume"

K. Die Farbe des Zentrums der Handfläche

Das Zentrum der Handfläche ist leicht nach innen gewölbt (Abb. 82). Hat diese Region keine saubere und klare Färbung und fühlt sich verspannt und hart mit leichten Schmerzen bei Druck an, herrscht allgemeine körperliche und geistige Erschöpfung, verursacht durch eine Unterfunktion der Verdauungs- und Kreislaufaktivitäten durch unausgewogene Ernährung, vor. Eine Veränderung der Färbung spiegelt Störungen wider, die in den verschiedenen Körpersystemen auftreten.

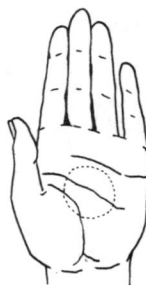

Abb. 82: Zentrum der Handfläche

Färbung	Angegriffene Systeme
Rot	Kreislauf
Violett	Atmung und Reproduktion
Dunkel	Ausscheidung
Gelb	Leber- und Gallenblasenfunktion

Die Farbveränderungen treten ebenso am Anfang der Handfläche und am Handgelenk an der Innenseite der Hand auf, und wir können die entsprechenden Konditionen auf die gleiche Art und Weise wie im Zentrum der Handfläche untersuchen.

L. Schwellungen an der Handwurzel
Schwellungen am Handgelenk direkt unterhalb der Handfläche deuten auf die folgenden Störungen hin(Abb. 83):

— eine Schwellung, die bei Punkt A auftritt, weist auf Störungen in der Lunge, den Atmungsfunktionen sowie des Dickdarms.
— Schwellungen bei Punkt B weisen auf Störungen in den Kreislauf- und Fortpflanzungsfunktionen.
— Schwellungen an Punkt C weisen auf Störungen in den Herz- und Kreislauffunktionen sowie des Dünndarms .

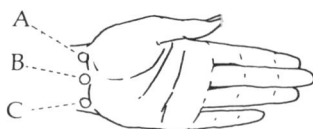

Abb. 83: Punkte an der Handwurzel

M. Gebogene Finger
Sind die Finger gestreckt, dann sollten sie im allgemeinen gerade und wohlausgewogen sein. Sind einige Finger zur Handinnenseite oder -außenseite gebogen, so zeigt dies an, daß bestimmte Organe und Funktionen im Körper tendenziell unter- oder überaktiv sind, und zwar auf Grund von unausgewogener Ernährung zur Zeit der Schwangerschaft und im kindlichen Wachstum (Abb. 84). Wie von der Orientalischer Psychodiagnose beschrieben wird, korrespondieren diese Finger mit bestimmten Körperfunktionen gemäß dem Meridianfluß. Generelle Verbindungen sind wie folgt:

Finger	Korrespondierende Organe und Funktionen
Daumen	Die Lunge und ihre Funktionen
Zeigefinger	Der Dickdarm und seine Funktionen
Mittelfinger	Die drei Chakren und die Kreislauffunktionen
Ringfinger	Die drei Chakren und die Funktion der Energieregelung
Kleiner Finger	Das Herz, der Dünndarm und deren Funktionen

Biegen sich die Finger zum Mittelfinger hin, weist dies auf eine unharmonische Kondition, die durch den übermäßigen Konsum von Yang-Nahrung einschließlich tierischer Nahrung, überkochter und übersalzener Nahrung verursacht wurde. Biegen sie sich vom Mittelfinger weg, ist der Grund der Überkonsum von Yin-Nahrung, wie Süßigkeiten, Obst und rohen Säften, rohem Gemüse — vor allem tropischen Ursprungs — Getränken, Alkohol, chemischen Substanzen und Drogen.

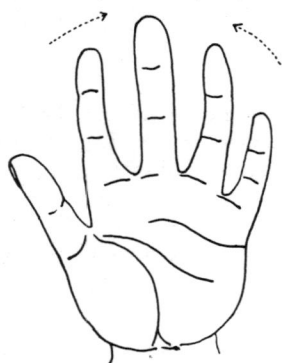

Finger biegen sich nach innen   Finger biegen sich nach außen

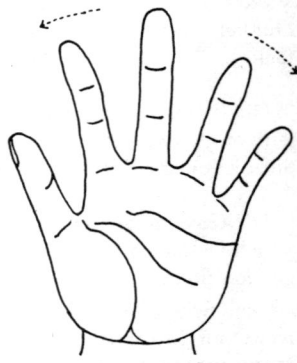

Abb. 84: Gebogene Finger

N. Die Länge und die Höhe der Finger

Sind die Finger völlig gestreckt, dann sollte der Mittelfinger der längste sein, der zweitlängste der Zeigefinger, der drittlängste der Ringfinger und am kürzesten der Daumen und der kleine Finger. Bei der Höhe sollte der höchste der Mittelfinger sein, danach Zeige- und Ringfinger, dann der kleine Finger und zuletzt der Daumen. Die Höhe des Ringfingers sollte sich zwischen der des Mittelfingers und der des Daumens bewegen. Unterschiedliche körperliche Konstitutionen bewirken auch unterschiedliche Längen und Höhen. Erscheint der Zeigefinger länger als der Ringfinger, zeigt dies eine angeborene Schwäche des Dickdarms an. Erscheint der Ringfinger länger als der Zeigefinger, deutet dies auf Herz-, Magen- und Dünndarmstörungen. Erscheint der kleine Finger größer als der mittlere Punkt zwischen der Höhe des Mittelfingers und des Daumens, weist dies auf Störungen des Herzens und des Dünndarms hin.

3. Die Form der Fingerspitzen

Die Fingerspitzen haben entsprechend den Unterschieden in der Konstitution unterschiedliche Ausformungen (siehe Abb. 85).

A. Eckige Fingerspitzen

zeigen, daß die Eltern körperlich kräftige und hart arbeitende Menschen waren, und daß die Mutter mehr Yang-tierische-Nahrung mit weniger pflanzlicher Nahrung während der Schwangerschaft zu sich nahm. Dieser eckige Fingerspitzentyp weist auf einen Charakter, der körperlich aktiv, entschlossen, theoretisch und aggressiv ist.

B. Runde Fingerspitzen

zeigen, daß die Eltern gesund waren, und daß die Mutter während der Schwangerschaft hauptsächlich Yang, gut gekochtes Getreide und Gemüse mit weniger tierischer Nahrung zu sich genommen hat. Sie weisen auf eine fröhliche, aktive, energetische und positive Persönlichkeit, mit Verständnis und Sympathie.

C. Schmale, spitze Fingerspitzen

zeigen, daß die Mutter während der Schwangerschaft mehr Yin, wenig gekochte pflanzliche Nahrung einschließlich Obst, Süßigkeiten und anderer Yin-Nahrung zu sich genommen hat, und daß diese Lebensmittel ebenfalls während der kindlichen Wachstumsphase gegessen wurden. Sie weisen auf eine körperliche Schwäche und eine geistige Tendenz, eher sensibel und empfindlich zu sein, verbunden mit einem ästethisch ausgerichteten Charakter, der an metaphysischen Problemen interessiert ist.

D. Ausgedehnte, geschwollene Fingerspitzen

weisen auf den Verzehr von Yang-tierischer Nahrung, zusammen mit Yin (Zucker, Obst, Säften und Süßigkeiten) und resultieren in einem aggressiven, selbstbewußten und kritischen Charakter. Hat der Daumen die Form wie der Kopf einer giftigen Schlange, weist dies auf eine wilde, aggressive Persönlichkeit des Vaters.

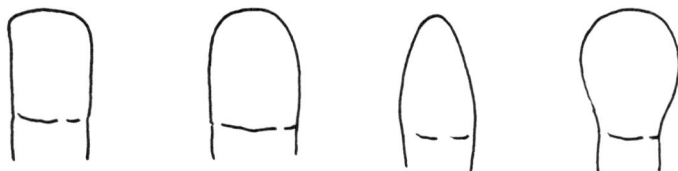

| A. eckige Form | B. runde Form | C. schmale und spitze Form | D. ausgedehnte und geschwollene Form |

Abb. 85: Die Formen der Fingerspitzen

4. Besondere Konditionen der Fingerspitzen

Da die Fingerspitzen Ausscheidungspunkte für überschüssige Energie durch die Haut und die Meridiane darstellen, verändert sich ihre Kondition oft und weist damit auf Veränderungen der internen Kondition des Körpers:

A. Gesprungene, aufgeplatzte Fingerspitzen

weisen darauf, daß übermäßige Yin-Nahrung — Zucker und Süßigkeiten, Obst und Säfte, Erfrischungsgetränke, chemische Substanzen, Drogen und Medikamente — aktiv ausgeschieden werden. Die inneren Funktionen — einschließlich der Kreislauf-, Ausscheidungs- und Fortpflanzungsfunktionen — sind gestört. Sexuelle Schwächung, Impotenz, Frigidität treten oft bei dieser Kondition auf.

121

B. Weiße, fettige Haut auf den Fingerspitzen

zeigt eine Akkumulation von Fett, tierischen und pflanzlichen Ursprungs, vor allem ein Übermaß an Milchprodukten. Das Verdauungs- und das Lymphsystem sind gestört. In den Nieren und der Leber bilden sich möglicherweise Zysten und Tumore. Es können Fett- und Schleimansammlungen in der Lunge vorhanden sein.

C. Rote und violette Fingerspitzen

werden durch ein Übermaß an Yin-Nahrung verursacht. Die Lungen- und Atmungsfunktionen und die Herz- und Kreislauffunktionen sind anormal. Übersensibilität, Nervosität, Reizbarkeit und Depressionen und wechselhafte Meinungen treten auf.

D. Harte, schuppige Haut auf den Fingerspitzen

weist auf den übermäßigen Verzehr von Milchprodukten und anderen tierischen Fetten, verbunden mit übermäßigem Eiweiß, hauptsächlich aus tierischen Quellen. Verhärtung der Arterien und Muskeln, verbunden mit einer Starrheit in Körper und Geist entstehen. Ein Übermaß an Eiern kann ebenfalls diese Kondition bewirken.

E. Weiche, sich abschälende Haut auf den Fingerspitzen

resultiert von einem Zuviel an Flüssigkeit und Zucker, einschließlich aller Getränke, Obst und Säfte, Alkohol, Drogen und Medikamente. Die Herz- und Kreislauffunktionen und die Nieren- und Ausscheidungsfunktionen sind überaktiviert. Geistig herrscht Übersensibilität und emotionale Gereiztheit vor.

Die Nägel

Wie im Falle aller peripheren Teile des Körpers, sind die Nägel eine Form der Ausscheidung überflüssiger Nahrung, vor allem von Mineralien, Eiweißen und Fetten. Solange das Essen fortgesetzt wird, wird auch das Wachsen der Nägel fortschreiten. Die Nägel zeigen somit die körperliche und geistige Kondition während ihrer Wachstumszeit an, einschließlich der gegenwärtigen Kondition.

1. Die Farbe der Nägel

zeigt, wie die Farbe der Lippen, die Blutqualität an. Es gibt verschiedene Farben, die sich täglich ändern, entsprechend den körperlichen Veränderungen auf Grund von Wechseln in der Ernährung, der Aktivität und anderen täglichen Einflüssen.

A. Rosa-rötliche Nägel

weisen auf eine gute Blutkondition und eine allgemein gesunde und ausgewogene körperliche und geistige Verfassung. Wenn eine Person, die an einer chronischen Krankheit leidet, diese Färbung der Nägel aufweist, deutet dies darauf hin, daß sich seine/ihre Kondition verbessert.

B. Weiße, fettige Haut auf den Fingerspitzen

B. Rötlich-violette Nägel

zeigen eine anormale Blutkondition, verursacht durch ein Übermaß an Yin-Nahrung — Milchprodukte, Süßigkeiten, Obst, Fette und Öle, chemische Substanzen, Drogen sowie stimulierende Getränke — an. Die Verdauungs-, Kreislauf- und Ausscheidungsfunktionen sind anormal, verbunden mit Schlaflosigkeit, Verstopfung, Durchfall, Erschöpfung, Depression und anderen körperlichen und geistigen Beschwerden.

C. Dunkelrote Nägel

weisen auf einen erhöhten Anteil an Fettsäuren, Cholesterin und/oder Mineralien im Blut auf Grund von übermäßigem Verzehr von tierischer Nahrung — einschließlich Fleisch, Eier und Milchprodukte, sowie Salz. Die Herz- und Kreislauffunktionen und die Nieren- und Ausscheidungsfunktionen sind überbelastet, und es besteht eine Unterfunktion der Leber, Gallenblase und oft der Milz. Verhärtung der Arterien und der Muskeln und Inflexibilität des Geistes treten oft auf.

D. Weißliche Nägel

weisen auf eine Unterfunktion des Blutkreislaufes und auf einen geringen Hämoglobingehalt — Blutarmut im allgemeinen. Diese Kondition wird durch unausgewogene Ernährung verursacht, besonders durch zuviel Auszugsmehl, Obst und Süßigkeiten. Jedoch kann eine ähnliche Kondition auch durch übermäßigen Verzehr von Salz, getrockneter und tierischer Nahrung und Mangel an Flüssigkeit verursacht werden, wodurch sich die Blutgefäße und Kapillaren verengen. Ansammlung von Fett und Schleim in und um das Herz, die Leber, Pankreas, Prostata und Eierstöcke kann entstehen. Bei Leukämie und anderen Krebsarten zeigen die Nägel oft diese Färbung. Menschen mit einer guten Gesundheit weisen diese weißliche Färbung der Nägel nicht auf, obwohl sie leicht auftreten kann, wenn die Finger gestreckt sind.

2. Die Form der Nägel

Unterschiede in der Form der Nägel werden durch unterschiedliche Ernährungsweisen über viele Jahre hinweg verursacht und haben als Ergebnis unterschiedliche Konstitutionen. Allgemeine Richtlinien für die Diagnose sind wie folgt (Abb. 86):

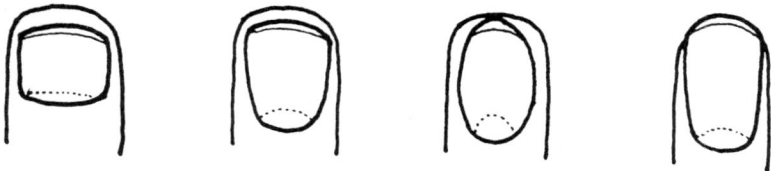

A. stämmige, quadratische Nägel   B. rechteckige Nägel   C. ovale Nägel   D. lange Nägel

Abb. 86: Formen von Fingernägeln

A. Stämmige, quadratische Nägel

weisen auf eine starke Yang-Konstitution, hervorgerufen durch eine Ernährung, die auf tierischer Nahrung, gut gekochtem Getreide, Gemüse und Salz basiert. Es besteht die Tendenz, körperlich mehr offensiv und aktiv, aber geistig unflexibel und starr zu sein.

B. Rechteckige Nägel

entstehen durch eine Ernährung basierend aus Yang-Gerichten, gut gekochtem Getreide und Gemüse mit wenig Salz und tierischer Nahrung. Salat, Obst und Säfte sind außerdem ebenso in geringem Maße Bestandteil der Ernährung. Die Konstitution ist sowohl körperlich als auch geistig eher ausgeglichen, jedoch mit einer leichten Tendenz zu Rigidität.

C. Ovale Nägel

werden durch mehr pflanzliche Nahrung — leicht gekochtes Gemüse und gelegentlich Obst und Säfte — verursacht. Eier und Milchprodukte können auch im geringen Maße Bestandteil sein. Die Konstitution ist körperlich schwächer, jedoch geistig eher aktiv, verbunden mit enger emotionaler Sensibilität.

D. Lange Nägel

entstehen durch eine Ernährung, die zu wenig gekochtem und rohem Gemüse, mit Obst und Säften, Zucker und Süßigkeiten und anderer Yin-Nahrung tendiert. Die körperliche Konstitution ist schwach, vor allem das Verdauungs- und Atmungssystem, verbunden mit einer geistigen Übersensibilität.

3. Spezifische Konditionen der Nägel

A. Härte und Dicke

Harte und dicke Nägel entstehen durch den übermäßigen Konsum von eiweiß- und fettreicher Nahrung, sowohl tierischen wie pflanzlichen Ursprungs, und weisen auf körperliche und geistige Kraft und Vitalität. Andererseits entstehen weiche und dünne Nägel eher durch pflanzliche Nahrung, zusammen mit stimulierenden Getränken wie Kaffee und Alkohol. Zucker und Süßigkeiten, ebenso wie andere Yin-Speisen und -Getränke tragen ebenfalls dazu bei. Es besteht die Tendenz, körperlich flexibel und schwach, aber geistig aktiv mit ästhetischem Interesse zu sein.

B. Vertikale Rillen auf den Nägeln

sind das Ergebnis einer unausgewogenen Ernährung — übermäßiger Verzehr von Salz und Kohlenhydraten — wie Zucker und andere Süßigkeiten sowie Auszugsmehl — und Mangel an angemessenem Eiweiß und Fett. Die Verdauungs-, Leber- und Nierenfunktionen sind möglicherweise nicht voll aktiv, und allgemeine Abgespanntheit macht sich bemerkbar.

C. Weiße Punkte auf den Nägeln

zeigen die Ausscheidung von Zucker an — einschließlich Fruchtzucker, Milchzucker, Alkohol, Schokolade und jede andere Form von Zucker. Die Stellen, wo die weißen Flecken auftreten, zeigen das ungefähre Datum, wann der Zucker gegessen wurde. Normalerweise wächst der Nagel eines Erwachsenen in sechs bis neun Monaten. Ist der weiße Fleck auf der Hälfte des Nagels zu erkennen, dann wurde eine große Menge Zucker vor drei Monaten gegessen. Ist der Fleck auf dem hinteren Drittel des Nagels zu erkennen, dann liegt der Zuckerüberschuß zwei Monate zurück.

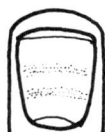

D. Horizontale Vertiefungen in den Nägeln

weisen auf Veränderungen in der Ernährung. Die Person könnte in eine andere Klimazone gezogen sein, wodurch ihre Ernährung sich einem natürlichen Wandel unterzog, oder beim Verbleiben am gleichen Ort, erfolgte eine bedeutende Veränderung der Ernährungsgewohnheiten. Tritt eine horizontale Vertiefung beispielsweise ein Drittel vor der Nagelspitze auf, dann hat die Ernährungsveränderung vor vier Monaten stattgefunden, wenn der Nagel in sechs Monaten wächst. Befindet sich eine zweite Vertiefung ein Drittel von der Wurzel entfernt auf dem Nagel, dann haben zwei Veränderungen stattgefunden — vor vier und vor zwei Monaten.

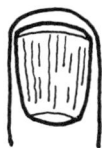

vertikale Rillen (B)   weiße Flecken (C)   horizontale Vertiefungen (D)

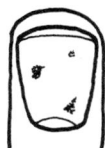

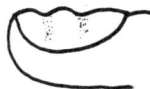

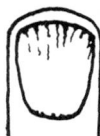

gebrochene Nägel (E)   sich abschälende Nägel (F)

Abb. 87: Mehrere Konditionen der Nägel

E. Gebrochene Nägel

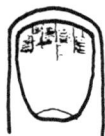

Wenn die Enden der Nägel brechen oder uneben sind, weist dies auf eine chaotische Ernährungspraxis, vor allem auf den übermäßigen Verzehr von Yin-Speisen und Getränken. Kreislauf-, Fortpflanzungs- und Nervensystem, vor allem die Funktionen der Hoden und Eierstöcke sind gestört, und die Nervenreaktionen sind unterdurchschnittlich. Weist nur ein Daumennagel diese Kondition auf, zeigt dies, daß der Hoden, bzw. Eierstock, auf der entsprechenden Seite nicht richtig arbeitet.

F. Sich abschälende Nägel

Sich abschälende Nägel haben die gleiche Ursache wie das Ablösen der Netzhaut, da die fest angewachsenen Schichten des Nagels beginnen, sich zu lösen. Diese Kondition wird durch ein Übermaß an Obst, Säften, Getränken, Vitaminen, chemischen Substanzen, Drogen und Medikamenten, die dem Körper Mineralien entziehen und eine Nahrungsunausgewogenheit bewirken, verursacht. Verdauungsprobleme, Erschöpfung, menstruelle Unregelmäßigkeiten, sexuelle Schwächung, Depression, Nervosität, Schlaflosigkeit und viele andere Konditionen treten auf.

G. Weiße Monde an der Basis der Nägel

Ein aktiver Stoffwechsel, einschließlich einem tätigen körperlichen und geistigen Wachstum, wird durch weiße Monde angezeigt, während ein langsamer Stoffwechsel kleinere oder gar keine Halbmonde aufweist. Dementsprechend hat jeder während der Kindheit und Jugend gewöhnlich Halbmonde. Jedoch verändert sich dies im Erwachsenenalter und im allgemeinen verschwinden die Halbmonde im hohen Alter.

Eine Person, die körperlich aktiv, geistig aber weniger aktiv ist, tendiert zu größeren Monden, während eine körperlich inaktive, aber geistig aktive Person zu kleineren Monden tendiert. Sehr große Halbmonde zeigen jedoch eine anormale Kondition, wie Übersensibilität und körperliche Schwäche durch ein Übermaß an Yin-Speisen an.

7. Die Füße

Als einer der wichtigsten peripheren Teile des Körpers repräsentieren die Füße und die Zehen die gesamte körperliche und geistige Konstitution und Kondition und korrespondieren mit zahlreichen Bereichen der Hauptorgane und deren Funktionen. Spezifische Konditionen der Füße und Zehen offenbaren bestimmte Konditionen der Organe, Systeme und deren Funktionen, ebenso wie geistige Tendenzen, die mit diesen Konditionen assoziiert werden.

Die Hände haben eine ausgedehntere Form und korrespondieren stärker mit dem unteren Bereich des Körpers, einschließlich der Lunge, des Herzens, des Dünn- und Dickdarms. Die Füße dagegen haben eine kompaktere Form und repräsentieren mehr die Organe im mittleren Bereich des Körpers, einschließlich der Leber und Gallenblase, der Milz, des Magens, der Bauchspeicheldrüse, der Nieren und der Blase. Arme und Hände repräsentieren eher die horizontale Beziehung zwischen dem zentralen Bereich des Körpers und der Peripherie, während die Beine und Füße die vertikale Beziehung darstellen.

1. Allgemeine Charakteristika der Füße

A. Größe

Die Größe der Füße variiert von Person zu Person. Die Größe der Füße, sowohl was die Länge als auch Breite betrifft, ist im allgemeinen proportional zu der gesamten Körpergröße. Es gibt aber auch proportionale Unterschiede aufgrund der individuellen Konstitution. Größere Füße weisen darauf hin, daß die Organe im mittleren Bereich des Körpers — wie Leber, Gallenblase, Milz, Bauchspeicheldrüse, Magen und Nieren — kräftig und aktiv sind. Kleinere Füße zeigen an, daß der obere und untere Bereich des Körpers — Lunge, Dickdarm, Herz und Dünndarm — kräftiger und aktiv sind. Im allgemeinen haben Menschen mit größeren Füßen eine stärkere geistige Ausrichtung sowie eine bessere intellektuelle und ästhetische Auffassungsgabe, während jene mit kleineren Füßen eine größere körperliche Vitalität und Toleranz besitzen.

B. Höhe

Ist der obere Bereich des Fußes höher, weist dies auf eine körperlich aktivere Natur auf Grund der Aufnahme von viel Eiweiß und Mineralien. Ist der obere Bereich des Fußes niedriger und flacher, weist dies auf einen geistig aktiveren Charakter, verursacht durch den Verzehr von mehr Kohlehydraten und Flüssigkeit.

C. Der Spann

Ein hoher Spann wird durch stark zusammenziehende Muskeln verursacht, die dem Fuß ein aktives Funktionieren ermöglichen. Diese Kondition wird durch eine verhältnismäßig geringe Aufnahme von Flüssigkeit, Obst, Säften und anderer Yin-Nahrung hervorgerufen. Ein tieferer Spann tritt auf Grund von lockereren Muskeln und Geweben auf und weist auf eine Tendenz zu geringer körperlicher Aktivität, dafür aber eine geistig aktivere Ausrichtung, vor allem in ästhetischen, künstlerischen und religiösen Belangen. Ein größerer Verzehr der oben angeführten Yin-Nahrung ist angezeigt. Ein höherer Spann ist typisch für Athleten, Sportler, Tänzer und andere körperlich aktive Berufe, während ein tieferer Spann bei Denkern, Schriftstellern, Musikern und Künstlern ebenso wie bei Priestern weit verbreitet ist.

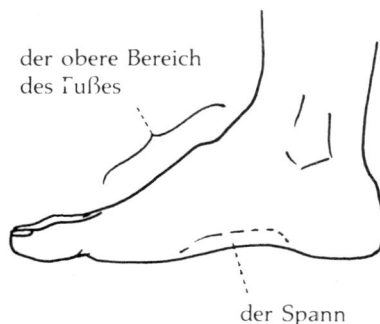

der obere Bereich
des Fußes

der Spann

Abb. 88: Der Fuß

D. Flexible Gelenke

Die Knöchel- und Zehengelenke sollten flexibel und in der Lage sein, sich frei nach allen Richtungen zu bewegen. Viele heutige Menschen verlieren jedoch diese Flexibilität auf Grund einer Verhärtung der Arterien, Muskeln und Gelenke, was wiederum auf den übermäßigen Verzehr von Cholesterin und gesättigten Fetten zurückzuführen ist. Tierisches Eiweiß, dem Salz zugesetzt wurde, verursacht ebenso unflexible Gelenke. Flexibilität der Füße und Zehen zeigt nicht nur körperliche Leichtigkeit und Beweglichkeit an, sondern auch geistige Anpassungsfähigkeit.

127

E. Die Breite des Fußes

Ist der Fuß am Ballen schmaler als normal — ungefähr ein Drittel der Länge des Fußes oder weniger — so wurde dies durch den übermäßigen Verzehr von Yang-Nahrung — sowohl tierischen wie pflanzlichen Ursprungs — mit weniger Flüssigkeit verursacht und weist auf eine körperlich aktive und geistig scharfe Persönlichkeit hin (Abb. 89). Beträgt die Breite mehr als ein Drittel der Länge des Fußes, wurde dies durch mehr pflanzliche Nahrung und mehr Yin-Nahrung — einschließlich Salat, Obst und Flüssigkeit — verursacht. In diesem Fall besteht eine Tendenz zu weniger körperlicher Aktivität, aber zu mehr ästhetischem und metaphysischem Verständnis.

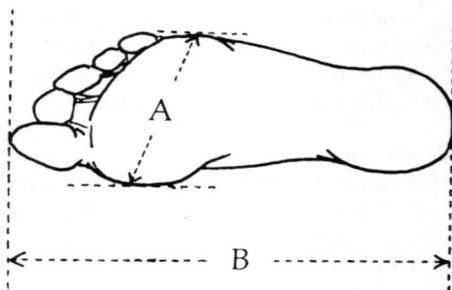

Das Verhältnis zwischen der Breite (A) und der Länge (B) des Fußes beträgt normalerweise 1:3

Abb. 89: Die Breite und die Länge des Fußes

F. Herausstehender Fußballen

Manchmal wächst der Fußballen anormal und stark aus dem Fuß heraus (Abb. 90). Dies kann sich schon kurz nach der Geburt oder im Laufe des Erwachsenenalters entwickelt haben. Dieses Herauswachsen wird traditionell als ,,Zeichen der Witwe" oder als ,,Zeichen, daß er im hohen Alter allein sein wird" benannt. Diese Kondition weist auf Verhärtungen im mittleren Bereich des Körpers, im Bereich der Leber, des Magens, der Bauchspeicheldrüse und der Milz, hervorgerufen durch eine einseitige Ernährungsweise: Zum Beispiel Kohlehydrate und Salz, Eiweiß und Salz, Fett und Salz; oder den übermäßigen Verzehr von Salzen und Mineralien. Es bedeutet körperliche Steifheit, vor allem im mittleren Bereich des Körpers, und geistige Starrheit mit einer Tendenz zum Dominieren-Wollen, Kriteln, Vorurteilen und Eifersucht. Obwohl diejenigen mit dieser Kondition oft ein aktives soziales Leben leben, führen diese geistigen Charakteristika oft zu Trennung von Freunden und Familie.

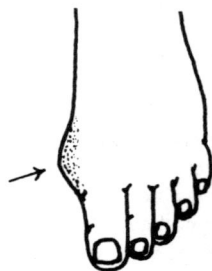

Abb. 90: Herausstehender Fußballen

G. Ein Fuß, der sich nach innen oder außen richtet

Gehen die Füße beim Laufen nach außen, wird dies verursacht durch eine Kontraktion am unteren Ende der Wirbelsäule auf Grund von übermäßigem Konsum von tierischer Nahrung. Diese Erscheinung weist auf einen eher aggressiven, fortschrittlichen und extrovertierten Charakter, sowohl körperlich wie geistig. Bei Frauen kann es bedeuten, daß die Gebärmutter sich gedreht hat. Drehen sich andererseits die Füße beim Gehen nach innen, dann ist der Bereich am unteren Ende der Wirbelsäule offener durch den Verzehr von mehr pflanzlicher Nahrung und weist auf einen sanften, konservativen und introvertierten Charakter, sowohl körperlich wie geistig.

Bei Menschen im Westen sind die nach außen gerichteten Füße häufiger zu beobachten, während in den orientalischen Ländern mehr Menschen nach innen gerichtete Füße aufweisen. Ebenso sind nach außen gerichtete Füße in der heutigen Zeit immer weiter verbreitet, während früher bei den Menschen häufiger nach innen gerichtete Füße vorkamen.

Bei guter Gesundheit und vernünftiger Ernährungsweise sollten bei Männern die Füße entweder gerade oder leicht nach außen gerichtet sein, und bei Frauen sollten sie entweder gerade oder leicht nach innen gerichtet sein.

2. Die Farbe der Füße

Die Füße sollten die gleiche klare, saubere Farbe wie die anderen Körperteile aufweisen. Anormale Färbungen zeigen bestimmte Störungen an:

A. Rot

Eine rote Färbung tritt normalerweise an äußeren Bereichen des Fußes auf — an den Zehen, den Seiten oder dem Fußrücken. Sie entsteht auf Grund einer Erweiterung der Kapillaren in diesen Bereichen, hauptsächlich verursacht durch überhöhte Aufnahme von Flüssigkeit oder anderer Yin-Nahrung, besonders Zucker und Süßigkeiten, Obst und Säften, Erfrischungsgetränken und chemischen Substanzen, Drogen und Medikamenten. Sie weist darauf hin, daß das Herz und das Kreislaufsystem überlastet sind, verbunden mit schnellerem Puls und Atmungsaktivitäten, zum anderen verbunden mit überarbeiteten Nieren und Ausscheidungsfunktionen, was oft häufiges Urinieren einschließt. Geistig bedeutet dies den Verlust eines klaren Denkvermögens und allgemeine Erschöpfung.

B. Violett

Eine violette Färbung tritt ebenfalls an den äußeren Bereichen des Fußes auf und wird durch den übermäßigen Verzehr von Yin-Nahrung — Zucker und Süßigkeiten, Obst und Säfte — und möglicherweise mehr chemischen Substanzen, Drogen und Medikamenten verursacht. Alle Funktionen der Hauptorgane sind gestört, vor allem die Funktionen der Kreislauf- und Ausscheidungsorgane sowie die Fortpflanzungsfunktionen im allgemeinen.

C. Andere Färbungen, wie gelb, dunkel, grün oder weiß,
können von Zeit zu Zeit in seltenen Fällen auftreten, vor allem in den äußeren Bereichen der Füße.

Farbe	Kondition und Ursache
Gelb	Leber- und Gallenblasenstörung auf Grund eines übermäßigen Konsums von Fleisch, Geflügel, Eiern und Fetten sowohl tierischen wie pflanzlichen Ursprungs.
Dunkel	Geschwächte Nieren- und Ausscheidungsfunktionen auf Grund eines übermäßigen Verzehrs von tierischer Nahrung, Salz, gebackenen Mehlprodukten, gut gekochter Nahrung und anderer Yang-Speisen und -Getränke.
Grün	Milz- und Lymphfunktionen, ebenso wie Blutkreislauf sind anormal auf Grund des übermäßigen Verzehrs von Nahrungsmitteln, die Fett und Schleim produzieren — wie fettiges Fleisch, Eier, Milchprodukte, Zucker, weißes Auszugsmehl und andere. Diese Färbung zeigt möglicherweise die Bildung von Zysten, Tumoren und Krebs an.
Weiß	Die Herz- und Kreislauffunktionen und die Darm- und Verdauungsfunktionen sind geschwächt auf Grund einer Zusammenziehung des Herzens, der Blutgefäße und der Kapillaren. Dies wurde durch den Überkonsum von tierischen Fetten, Salzen und anderen Yang-Speisen und -Getränken verursacht. Allgemeine Blutarmut oder Blutarmut im Darmbereich kann ebenfalls diese Farbe hervorrufen.

3. Die Zehen

Die Zehen sind durch die Meridiane gebildet worden, und deshalb repräsentiert jeder Zeh und die Region, die sich unmittelbar anschließt, bestimmte Hauptorgane und deren Funktionen (siehe Abb. 91).

Zeh und benachbarte Region	Organe und Funktionen
Der dicke Zeh	Milz, Bauchspeicheldrüse und Leber (A — Milz und Bauchspeicheldrüse; B — Leber)
Der zweite und dritte Zeh	Magen (C)
Der vierte Zeh	Gallenblase (D)
Der fünfte Zeh	Blase (E)
Auf der Fußsohle der zentrale Teil des Ballenbereiches	Nieren (F)

Diese Korrelationen gelten auch noch für die Regionen, die unmittelbar an Zehen und Punkt anschließen, wie in Abb. 91 dargestellt. Dementsprechend weisen anormale Konditionen bei bestimmten Zehen oder den mit ihnen verbundenen Regionen auf Störungen bestimmter Organe und deren Funktionen.

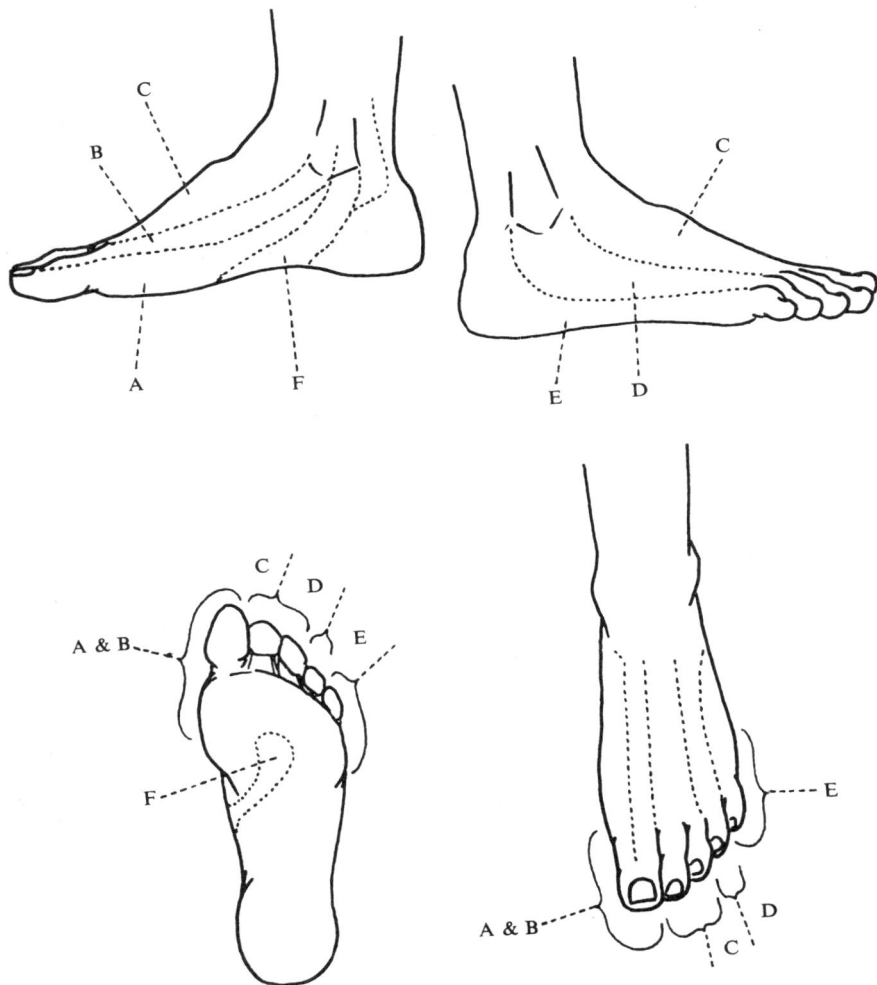

Abb. 91: Bereiche des Fußes, die mit Bereichen des Körpers korrelieren

A. Verhärtungen an den Zehenspitzen

weisen darauf hin, daß die korrespondierenden Organe und deren Funktionen stagnieren, möglicherweise auf Grund von Überessen und Übertrinken, ebenso durch eine mögliche Unausgeglichenheit in der Menge der aufgenommenen Mineralien, Eiweiße, Fette, Kohlehydrate und Vitamine.

B. Schwielen

zeigen die Ausscheidung von überschüssigem Fett und Schleim an, verursacht durch übermäßigen Verzehr von Nahrung im allgemeinen, oder eine Unausgewogenheit in der Ernährung (Abb. 92). Diese Ausscheidung vollzieht sich vom schlecht arbeitenden Organ ausgehend durch seinen jeweiligen Meridian. Zum Beispiel: Tritt eine Schwiele am vierten Zeh auf, bedeutet dies, daß die Gallenblase und ihre Funktion anormal reagieren und zwar auf Grund eines übermäßigen Verzehrs an Milchprodukten und anderer sowohl tierischer wie pflanzlicher Fette. Tritt eine Schwiele auf der Fußsohle am zentralen Punkt des Fußknochenbereiches auf, sodaß sie beim Gehen Schmerzen bereitet, weist dies auf eine Ausscheidung der Nieren durch deren Meridian. In diesem Fall liegt ein Zuviel an Nahrungsmitteln wie Mehlprodukten, Fetten und Ölen tierischen und pflanzlichen Ursprungs, Zucker und Süßigkeiten vor.

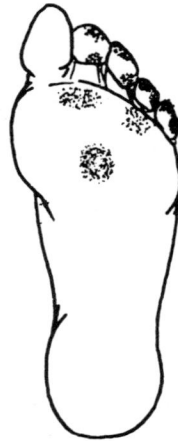

Abb. 92: Schwielen an den Füßen

C. Anormale Verfärbungen, die an bestimmten Zehen oder an den anschließenden Regionen auftreten,

zeigen an, daß die korrespondierenden Organe und deren Funktionen überbelastet sind, gewöhnlich auf Grund eines Zuviels an Yin-Speisen und -Getränken (Abb. 93). Tritt eine grüne Färbung an der Innenseite des Fußes im Bereich unterhalb des Knöchels auf, so entwickeln sich in der Milz und dem Lymphsystem möglicherweise krebsartige Konditionen. Ähnlich weist auch eine grüne Färbung am kleinen Zeh und die ihn umgebende Region an der Außenseite des Fußes unterhalb des Knöchels darauf hin, daß sich eine Krebskonstellation in der Gebärmutter, den Eierstöcken oder der Prostata entwickeln könnte. Tritt eine grüne Färbung auf dem Fuß in dem Bereich, der sich dem zweiten und dritten Zeh anschließt, auf, so kann sich Krebs im Magen entwickeln. Und in der Leber und Gallenblase kann sich Krebs entwickeln, wenn eine grüne Färbung auf dem vierten Zeh und dem sich anschließenden Bereich vom vierten Zeh bis zur Vorderseite des Fußes unterhalb des Knöchels auftritt.

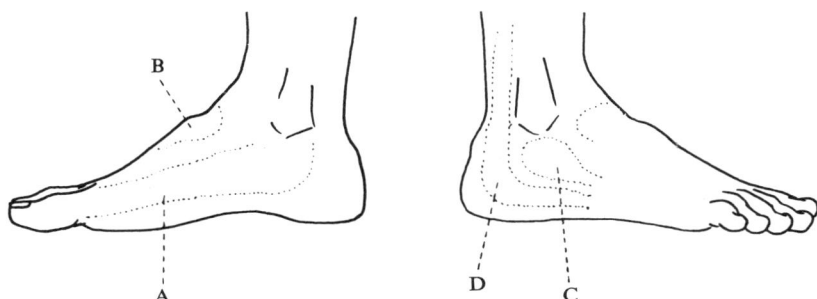

Eine hellgrüne Färbung tritt in den Bereichen auf, die mit dem Auftreten bzw. der Krebsart korrespondieren:

A — Krebs in der Milz, der Bauchspeicheldrüse, den Lymphen sowie Hodgkinsche Krankheit
B — Krebs im Magenbereich
C — Krebs im Gallenblasenbereich
D — Krebs in der Blase, der Gebärmutter, den Eierstöcken und der Prostata

Abb. 93: Beispiel für die Veränderung der Farbe in einigen Fällen von Krebs

D. Zwei Diagnosepunkte

Zwei Punkte, die sich durch die Verbindung von Zehenknochen gebildet haben, können für die Diagnose der inneren Organe benutzt werden: (1) der eingelagerte Punkt in der kleinen Kuhle, die sich durch die Verbindung des ersten mit dem zweiten und (2) dem vierten mit dem fünften Zehenknochen ergibt (Abb. 94). Wird Schmerz verspürt, wenn Punkt (1) gedrückt wird, zeigt dies zeitweilige Störungen des Magens und der Leber an, und zwar verursacht durch ein Zuviel an Speisen und Getränken. Allgemeine körperliche und geistige Erschöpfung sind ebenfalls angezeigt. Tritt Schmerz beim Drücken des Punktes (2) auf, zeigt dies auf Störungen der Gallenblase und der Blase auf Grund von übermäßigem Konsum von Speisen und Getränken, vor allem Salz und Fett. Es besteht eine Tendenz zu allgemeiner Erschöpfung und Müdigkeit. Es kann ebenso eine Zusamemnziehung der Gallenblase, sowie die Bildung von Zysten und Steinen in der Gallenblase anzeigen.

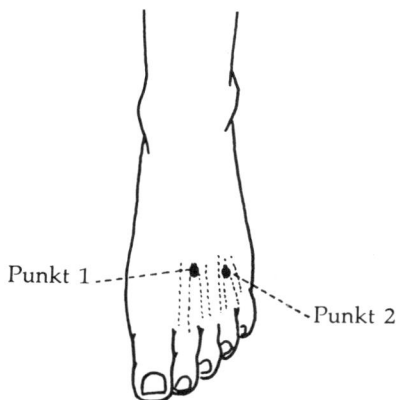

Abb. 94: Diagnosepunkte auf dem Fuß

E. Die Länge der Zehen

Vom ersten bis zum fünften Zeh nimmt die Länge der Zehen nach und nach ab. Bei vielen Menschen jedoch sind der zweite und/oder der dritte Zeh länger als der dicke Zeh (Abb. 95). Dies wird durch Ernährungsgewohnheiten während der embryonalen Phase verursacht, die eine Schwäche des Magens und seiner Funktionen hervorgerufen haben. In diesem Falle können Magenbeschwerden wie Gastritis, Geschwüre, Krebs und andere Erkrankungen auftreten.

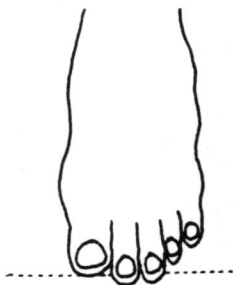

Abb. 95: Die Länge der Zehen

F. Gekrümmte Zehen

Krümmt sich der erste Zeh anormal in Richtung des zweiten, weist dies darauf, daß die Milz- und Lymphfunktionen überlastet sind, während die Leberfunktionen unteraktiv sind, auf Grund des Verzehrs von übermäßig viel Fetten und Ölen, sowohl aus tierischen wie aus pflanzlichen Quellen, und auf Grund von mehr Yin-Speisen und -Getränken im allgemeinen. Ist der fünfte (kleine) Zeh ungewöhnlich stark zum vierten Zeh hin gekrümmt, weist das auf überaktive Nieren, Blase und deren Ausscheidungsfunktionen, verursacht durch den übermäßigen Verzehr von Yin-Speisen und -Getränken, einschließlich Obst, Säfte, Zucker und Süßigkeiten.

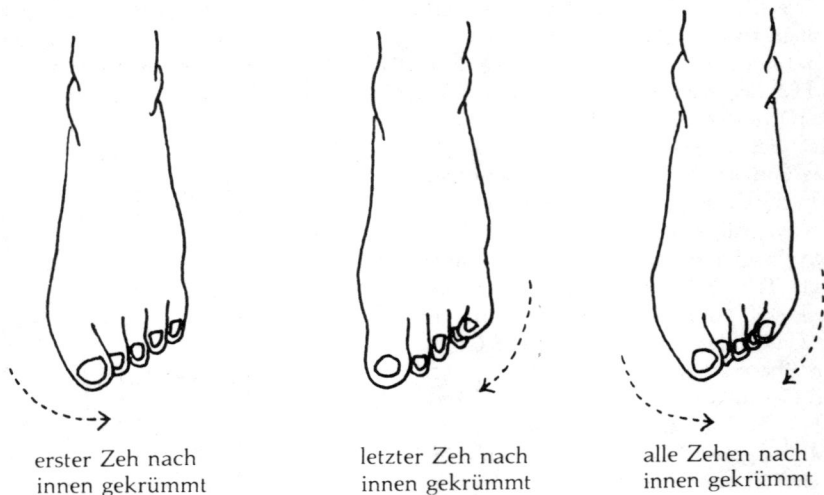

erster Zeh nach
innen gekrümmt

letzter Zeh nach
innen gekrümmt

alle Zehen nach
innen gekrümmt

Abb. 96: Gekrümmte Zehen

G. Die Zehennägel

Unter normalen Bedingungen sollten die Zehennägel härter als die Fingernägel sein. Die Kondition der Zehennägel einschließlich ihrer Farbe variiert gemäß der individuellen Kondition:

1. Die natürliche Farbe der Zehennägel ist rosa und ein wenig dunkler als die Fingernägel. Die Oberfläche der Zehennägel sollte glatt sein. Dies zeigt sowohl eine ausgewogene Ernährung als auch gesunde Aktivität im körperlichen und im geistigen Bereich an.

2. Dunklere Färbung der Zehennägel, bis hin zu dunkelblau und dunkelviolett zeigt unausgewogene Ernährung aufgrund eines Übermaßes an Yang-tierischer Nahrung einschließlich Milchprodukten oder Yin-Nahrung wie Obst und Zucker, oder beidem an.

3. Weiße Färbung und rauhe Oberfläche treten häufig auf den Zehennägeln auf, vor allem auf dem vierten und dem kleinen Zehennagel. Diese Kondition wird durch die erhöhte Aufnahme von Flüssigkeit und manchmal Fett — einschließlich aller Getränke, Obst, Obstsäfte, Erfrischungsgetränke, Milchprodukte, Fette und Öle aus sowohl tierischer wie pflanzlicher Quelle — verursacht. Beschwerden der Leber und der Gallenblase sowie der Nieren und des Ausscheidungssystems sind angezeigt. Gelegentlich tritt häufiges Urinieren auf.

4. Die Fußsohle

Die Fußsohle korrespondiert mit dem gesamten Körper und jede Region der Sohle korrespondiert mit bestimmten Teilen des Körpers. Physiotherapien, wie Fußmassage, Reflexologie und Moxa arbeiten mit diesen Korrelationen, um so Stagnationen in zahlreichen Organen und Systemen aufzulösen. Abb. 97 zeigt die Korrelation zwischen der Fußsohle und verschiedenen verbundenen Körperregionen auf.

Treten an bestimmten Stellen der Fußsohle Verhärtungen, Verspannungen oder bei Druck Schmerzen auf, zeigt dies an, daß die korrespondierenden Organe und Funktionen geschwächt sind. Diese Beschwerden werden hauptsächlich durch Stagnation des Energieflusses und des Blutkreislaufs auf Grund übermäßigen Verzehrs von Nahrung, die reich an tierischen und pflanzlichen Fetten ist, Zucker und Obst sowie Flüssigkeit verursacht.

Fühlt sich die Fußsohle weich und elastisch an, ist dies ein Anzeichen dafür, daß die körperliche und geistige Kondition sich in einem harmonischen Energiefluß befindet. Nehmen Symptome wie Verhärtungen und Schmerzen zu, ist dies ein Hinweis darauf, daß die körperlichen und geistigen Beschwerden sich mehr und mehr zu Degenerationserscheinungen entwickeln.

Diese internen Störungen können oft durch geeignete therapeutische Behandlung verbunden mit einer Verbesserung der Ernährungsweise gelindert oder ganz beseitigt werden.

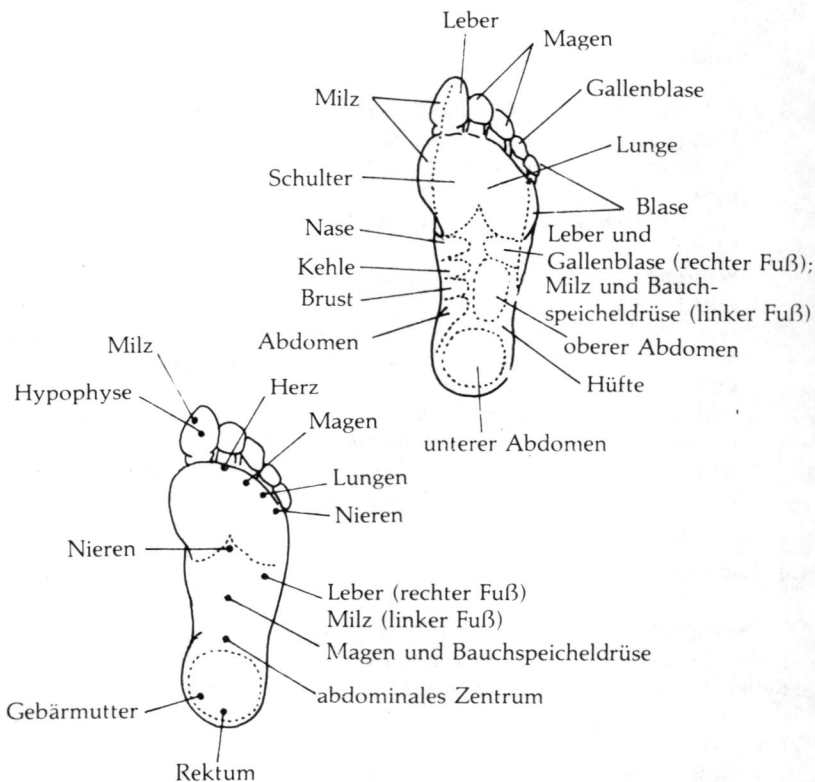

Abb. 97: Regionen auf der Fußsohle, die mit Bereichen des Körpers korrespondieren

5. Abschälen der Haut und Fußpilz

Fußpilz geht oft einher mit Abschälen der Haut auf und zwischen den Zehen sowie dem Aufplatzen der Haut zwischen bestimmten Zehen, was Schwierigkeiten beim Gehen verursachen kann. Obwohl bei Fußpilz bakterielle Aktivitäten in den Bereichen festgestellt werden können, ist der eigentliche Grund die erhöhte Aufnahme von Flüssigkeit, durch Getränke, Obst und Obstsäfte, Zucker und Süßigkeiten, einige chemische Substanzen und Drogen, ebenso andere Arten von Yin-Nahrung. Diese Nahrungsmittel erzeugen erhöhte Feuchtigkeit zwischen den Zehen, was zum Aufplatzen der Haut führt und ein ideales Milieu für bakterielle Aktivitäten liefert.

8. Hautdiagnose

Als äußerer Abschluß des Körpers spiegelt die Haut als antagonistischer und komplementärer Part, das Innere des Körpers wider. Wenn die internen Organe und Drüsen Störungen entwickeln, treten immer Symptome bei der Haut auf. Die Kondition der Körperflüssigkeiten, wie Blut und Lymphe zeigt sich ebenso auf der Haut. Da eine der Hauptaufgaben der Haut darin besteht, zwischen der äußeren Umwelt und der internen Körperkondition auszugleichen, reflektiert sie ebenfalls Umweltveränderungen.

1. Die Kondition der Haut

Normale, gesunde Haut sollte klar, weich, ein wenig glänzend und ein wenig feucht sein. Treten andere Konditionen auf, ist dies ein Ergebnis von Störungen, die in einigen Bereichen des Körpers entstehen. Da alle körperlichen und geistigen Beschwerden aufgrund unangemessener Ernährungsgewohnheiten entstehen, werden auch anormale Hautbeschaffenheiten primär durch Ernährungsgewohnheiten verursacht. Von der modernen Schönheitpflege werden äußere Behandlungsweisen mehr betont als die Wandlung von innen durch eine verbesserte Ernährung. So werden zahllose Anstrengungen mit unbefriedigenden Ergebnissen unternommen. Eine schöne Haut jedoch entwickelt sich ganz natürlich als das Ergebnis einer ausgewogenen makrobiotischen Ernährung.

A. Feuchte Haut

Diese Kondition kann man leicht daran erkennen, daß die Handfläche ungewöhnlich naß ist. Die Handfläche, genau wie alle anderen Körperoberflächen, sollte sich in einem Zustand leichter Feuchtigkeit, jedoch nicht Nässe befinden. Der Grund dieser Kondition ist ein Übermaß an Flüssigkeit, Zucker und anderen Süßungsmitteln.

Feuchte Haut weist auf dünneres Blut, raschen Stoffwechsel, schnellen Pulsschlag, und überhöhte Transpiration und Urinieren. Diese Kondition erzeugt zahlreiche körperliche und geistige Störungen, einschließlich Epilepsie, Schwindel, Durchfall, Erschöpfung, getrübtes Denken, Vergeßlichkeit, Ablösung der Netzhaut, Glaukom, Haarausfall, Schmerzen und Verspannungen in verschiedenen Teilen des Körpers wie den Ohren, den Zähnen und dem Zahnfleisch.

Das Wasserverhältnis in unserem Körper wird durch die Häufigkeit des täglichen Urinierens widergespiegelt, die bei einem Erwachsenen normalerweise drei- bis viermal am Tag sein sollte. Die Aufnahme einer großen Menge von Flüssigkeit ist nur zur vorübergehenden Behebung von Dehydration, zur Ausscheidung von Giften oder einem Überschuß an tierischer Nahrung aus dem Körper sinnvoll. Das Verlangen nach Wasser richtet sich nach der Menge an Salz, Eiweiß und Kohlehydraten, die verzehrt wird, und deshalb ist es nötig, eine umfassende Berücksichtigung der Ernährungsgewohnheiten und eine geeignete Ernährungsänderung für eine langfristige Verbesserung der Flüssigkeitsaufnahme vorzunehmen.

B. Fettige Haut

Normale Haut ist ein wenig ölig. Eine extrem fettige Kondition der Haut — oft an peripheren Stellen des Körpers wie Stirn, Nase, Wangen, Haaren oder Handflächen — wird entweder verursacht durch ein Übermaß an Ölen und Fetten oder durch eine Störung des Fettstoffwechsels. Diese Kondition zeigt an, daß die Leber, die Gallenblase und die Bauchspeicheldrüse nicht normal funktionieren. Die Lungen und die Atmungsfunktionen, die Nieren und die Ausscheidungsfunktionen sind ebenfalls in Mitleidenschaft gezogen.

Oft offenbart fettige Haut auch bestimmte verwandte Symptome, wie die Bildung von Gallenblasen- und Nierensteinen, die Bildung von Zysten und Tumoren in Brüsten, Eierstöcken, der Gebärmutter und anderen Bereichen des Körpers; Störungen der Bauchspeicheldrüse, einschließlich Diabetes; Schleimablagerungen in zahlreichen Bereichen des Körpers; Hörprobleme, grauer Star, Sklerose und viele andere.

Die Aufnahme jeglicher fettigen Nahrung, einschließlich Fleisch, Geflügel, tierischer Nahrung, Zucker, Mehlprodukte, Obst und Säfte und pflanzlicher Öle sollte auf ein Minimum beschränkt werden, um diese Kondition zu lindern. Der übermäßige Verzehr von Eiweiß und Kohlehydraten kann diese Kondition ebenfalls verursachen und deshalb ist es ratsam, allgemein weniger zu essen.

C. Trockene Haut

Trockene Haut wird entweder durch Dehydration oder den überhöhten Verzehr von Fetten und Ölen verursacht. Der erste Grund ist heutzutage weiter verbreitet. Medizinisch wird oft eine erhöhte Aufnahme von Ölen empfohlen, um trockene Hautbeschaffenheit zu lindern. Aber dies ist recht ineffektiv: Eine trockene Hautoberfläche wird oft durch die Bildung von Fettschichten unter der Haut, die die Ausscheidung von Feuchtigkeit durch die Hautoberfläche behindern, verursacht. Deshalb sollte die Ernährung dahingehend verändert werden, daß Fette und Öle vermieden werden.

Trockene Haut weist darauf hin, daß sich im Blutstrom ein relativ großer Anteil an Fett und Cholesterin befindet. Die Akkumulation von Fett und Cholesterin um das Herz herum und in den Arterien, sowie in den Hauptorganen — wie der Leber, der Gallenblase, Lunge und Darm, Milz und Bauchspeicheldrüse, Prostata und der Gebärmutter — ist bei dieser Kondition weit verbreitet. Ebenso können in einigen Fällen Verhärtungen der Arterien, unregelmäßiger Pulsschlag, geistige Starrheit und die Bildung von Zysten, Tumoren und Krebs auftreten. Möglicherweise zeigen sich in der Nähe der betroffenen Organe und entlang der entsprechenden Meridiane anormale Verspannungen. Um diese Kondition zu heilen, ist es empfehlenswert, auf Fleisch, Fisch und Geflügel, alle Eier- und Milchprodukte sowie Süßigkeiten möglichst völlig zu verzichten.

D. Rauhe Haut

Diese Kondition hat zwei mögliche Ursachen: (1) Übermäßiger Verzehr von Eiweiß und schweren Fetten, oder (2) übermäßiger Konsum von Zucker und Süßigkeiten, Obst und Säften, Erfrischungsgetränken, Drogen und chemischen Substanzen. Eine

Kondition, die auf Grund der ersten Ursache entstanden ist, ist schwieriger zu verändern. Die zweite Kondition ist gekennzeichnet durch offene Schweißdrüsen und gewöhnlich eine leicht rötliche Farbe.

Rauhe Haut des ersten Typs spiegelt eine innere Kondition wider, die Verhärtung der Arterien und Ansammlung von Fett und Cholesterol um die Organe herum und in den Arterien beinhaltet. Gewöhnlich sind die Leber und die Nieren in Mitleidenschaft gezogen. Die begleitenden Symptome umfassen das Auftreten von Eiweiß im Urin, Störungen des Darmes, Muskelverspannungen, Schmerzen in den Gelenken, Verspannungen im Nacken- und Schulterbereich, Erschöpfung und geistige Starrheit.

Im zweiten Fall weist rauhe Haut auf Störungen der Kreislauf-, Ausscheidungs- und Nervenfunktionen. Symptome umfassen häufig unregelmäßigen Pulsschlag, übermäßiges Schwitzen, häufiges Urinieren, Durchfall, Gleichgewichtsstörungen, Übersensibilität und emotionale Labilität.

In beiden Fällen kann rauhe Haut dadurch behoben werden, daß die Aufnahme von tierischer Nahrung, Fetten und Ölen, Zucker und Süßigkeiten, Obst und Säften, Drogen und Medikamenten reduziert wird.

E. Käsige Haut

Diese Hautkondition ist heutzutage weit verbreitet. Die Haut erscheint weißlich und schlaff, und es mangelt an aktiver Elastizität. Sie kann überall am Körper auftreten, ist aber häufiger auf der Vorderseite, einschließlich des Gesichts, der Brust und dem Bauchbereich anzutreffen. Der Grund ist hauptsächlich der überhöhte Verzehr von Milchprodukten, Zucker und Weißmehlprodukten.

Käsige Haut weist darauf hin, daß sich Fett und Schleim in zahlreichen Bereichen des Körpers, wie in den Stirnhöhlen, den Nasenhöhlen, dem Innenohrbereich, der Brust, der Lunge, der Leber, Gallenblase, Nieren, Gebärmutter, Eierstöcken, Prostata und der Schilddrüse, ansammelt. Begleitsymptome umfassen oft Heuschnupfen, Hörprobleme, Husten, Schleimaussonderung, die Bildung von Zysten und Tumoren in der Brust, der Gebärmutter, den Eierstöcken und der Prostataregion, Verhärtung der Arterien, vaginalen Ausfluß, die Bildung von Nieren- und Gallensteinen, allgemeine Erschöpfung, umnebeltes Denken und Trägheit. Potentiell ist auch die Möglichkeit zur Bildung von Krebs gegeben. Der Verzehr von mehr Getreide und Gemüse kann diese Kondition lindern, verbunden mit dem Weglassen von tierischen Fetten, Milchprodukten, Zucker und Weißmehlprodukten und dem Reduzieren von Obst, Säften, Getränken und Ölen in der Ernährung.

2. Die Farbe der Haut

Die Hautfarbe ist bei jeder Person verschieden. Es gibt allgemein bekannte Unterschiede in der Hautfarbe bei Personen unterschiedlicher Rassen: Weiß bei Kaukasiern, dunkel bei Romanen, gelb bei Orientalen, kupfern bei Personen aus dem mittleren Osten, braun bei Indern und Zentral- und Südamerikanern, dunkel oder schwarz bei

Afrikanern und blau-schwarz bei Eingeborenen Australiens. Die Hautfarbe ist Ergebnis der Einflüsse der äußeren Umwelt und der internen Kondition und der Ernährung:
— ein kälteres und wolkigeres Klima verursacht weiße Haut und ein wärmeres und sonnigeres Klima verursacht dunklere Haut.
— yangigere Nahrung bewirkt hellere, yinnigere Nahrung dunklere Haut.

Farbe	Ursache	Kondition
Rot	Übermäßige Yin-Nahrung und Getränke, wie Flüssigkeiten, Obst, Alkohol, Zucker, Süßigkeiten, Gewürze und Anregungsmittel	Erweiterung der Kapillaren, Herz- und Kreislaufstörungen, Lungen- und Atmungsstörungen. Nervöse Beschwerden, emotionale Labilität.
Gelb	Übermäßige Yang-Speisen und Getränke, wie Fleisch, Eier, Fisch, Meerestiere, Salz und Mineralien und Gemüse.	Störungen der Gallenfunktionen der Leber und Gallenblase. Beschwerden der Bauchspeicheldrüse. Nieren- und Ausscheidungsstörungen, Agressivität.
Violett	Extreme Yin-Nahrung: Obst und Säfte, Zucker und Süßigkeiten, Drogen, Medikamente und chemische Mittel.	Darm- und Verdauungsprobleme, nervöse Störungen, sexuelle und hormonelle Störungen, Angst und Verzweiflung
Weiß	Übermäßige Yang-Nahrung reich an Fett, wie Milchprodukten, oder ein überhöhter Salz- und Mineralienverzehr.	Zusammenziehen der Blutkapillaren und des Gewebes. Nervöse Angespanntheit, Störungen der Leber, Gallenblase, Nieren und vor allem der Milz und der Lymphfunktionen. Stur und engstirnig.
Blau	Übermäßige tierische Nahrung und Salze, mit Yin-Zucker und Süßigkeiten, Alkohol und Anregungsmittel. Viel Kohlehydrate	Funktionsschwäche der Leber. Störungen der Milz- und Bauchspeichelfunktionen. Neigung zu Ärger und Launen.
Braun	Übermäßige yang-tierische Nahrung und Yin-Gemüse, reich an Eiweiß und Fett, Zucker und Süßigkeiten, Obst und Säfte.	Darm- und Verdauungsbeschwerden, Nieren- und Ausscheidungsprobleme. Kritelei und Vorurteile.
Dunkel	Übermäßige Yin-Nahrung, wie Zucker und Süßigkeiten, Obst und Säfte, Drogen und chemische Mittel.	Nieren- und Ausscheidungsstörungen, Darm- und Verdauungsstörungen, sexuelle und hormonelle Störungen. Depression, Angst.
Grün	Übermäßige Yang-Nahrung, reich an Eiweiß und Fett, oder übermäßige Yin-Nahrung, reich an Zucker und Öl, Medikamente und Drogen.	Zerfall von Gewebe und Zellen. Entwicklung von Zysten, Tumoren und Krebs. Emotionale Unsicherheit und Arroganz.

Zum Beispiel entwickelt die Rasse, die in Afrika lebt, eine dunklere oder schwarze Hautfarbe, aufgrund des Klimas und des Verzehrs von Tapioca, Bananen und anderen tropischen Produkten, während ihre Farbe sich tendenziell verändert, wenn sie nach Nordamerika ziehen und yang-tierische Produkte sowie Milchprodukte verzehren. Bei den gelben Rassen ist es allgemein bekannt, daß sich ihre Hautfarbe tendenziell in Richtung weiß verändert, wenn sie in eine Region mit mehr Schnee ziehen und salzigere Nahrung, die stärker gekocht wird, zu sich nehmen.

3. Veränderungen auf der Haut

Viele auffällige Veränderungen treten während eines Lebens auf der Haut auf. Zum Zeitpunkt der Geburt weist die Haut gewöhnlich keine besonderen Stellen auf, obwohl es Ausnahmen gibt. Ein neugeborenes Kind kann auf dem unteren Teil des Pos einen grünen Fleck aufweisen, der bei den asiatischen Gesellschaften als das ,,Mongolen-Mal" bekannt ist. Oder es können leuchtend rote oder braune Flecken auf bestimmten Bereichen des Körpers auftreten, in Fällen, wo die Mutter während der Schwangerschaft Drogen oder Medikamente genommen hat. Das sogenannte ,,Muttermal" zählt dazu. Ebenso kann ein neugeborenes Baby schwarze Punkte aufweisen, die als ,,Schönheitsflecken" bekannt sind, als Beweis dafür, daß die Mutter während der Schwangerschaft eine Krankheit oder hohes Fieber durchlebt hat, obwohl dies vergleichsweise selten ist.

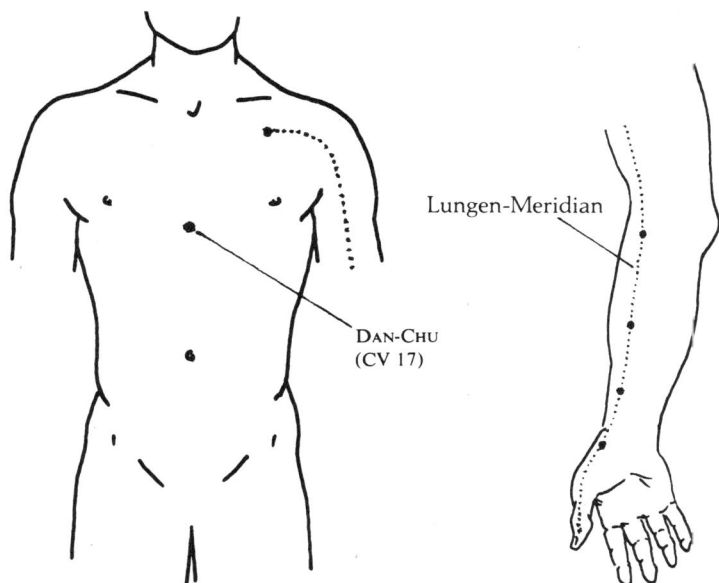

Abb. 98: Beispiel für Schönheitsflecken entlang des Lungenmeridians

Die meisten auffälligen Veränderungen auf der Haut treten nach der Geburt auf, da sie Symptome für die Ausscheidung bestimmter Überschüsse sind, verursacht durch unausgewogene Ernährung oder Anpassungen bei Krankheit.

A. Schwarze Flecken

Bekannt als „Schönheitsflecken" treten diese schwarzen Flecken in der Umgebung von Akupunkturpunkten entlang der Meridiane auf, durch die interne und externe Energie in den Körper ein- oder aus dem Körper austritt.

Diese schwarzen Flecken zeigen die Ausscheidung von Kohlenstoffverbindungen, hervorgerufen durch die Verbrennung überschüssiger Kohlehydrate, Eiweiße und Fette im Körper. Dementsprechend treten sie nach Krankheiten auf, die von hohem Fieber begleitet sind, wie Lungenentzündung, Bronchitis, Magen- und Darmgrippe und Nieren- und Blaseninfektionen. Indem man sich anschaut, wo diese Flecken auftreten, und vor allem, an welchem Meridian sie zu finden sind, ist es möglich, herauszufinden, an welchem Organ die Krankheit stattgefunden hat. Zum Beispiel weisen schwarze Flecken entlang des Lungenmeridians darauf hin, daß in der Vergangenheit eine Lungenentzündung oder eine Bronchitis durchlebt wurde. Tritt die gleiche Art von schwarzen Punkten im Brustbereich, vor allem an dem Dan-Chu-Punkt (KG17) auf, zeigt dies an, daß eine Infektion der Herzgegend vorlag.

Deshalb können schwarze Flecken, die im Gesicht erscheinen, Schwächungen von bestimmten Systemen, Organen und Drüsen und die daraus resultierenden körperlichen und geistigen Tendenzen anzeigen. Auf diese Art und Weise können wir durch Betrachten der schwarzen Flecken den persönlichen Charakter verstehen lernen. Abb. 99 gibt einige geläufige Beispiele.

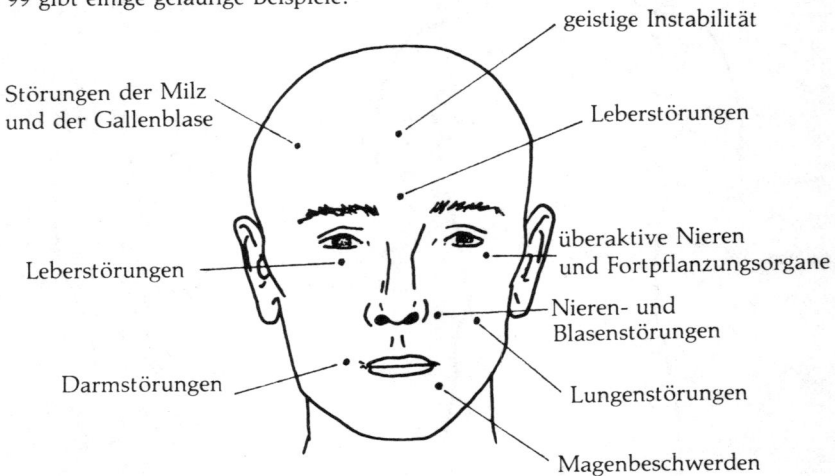

Abb. 99: Einige Beispiele für Schönheitsflecken im Gesicht

B. Dunkelbraune Flecken und Sommersprossen
treten bei Menschen der heutigen Zeit oft auf. Sie erscheinen an den äußeren und sichtbaren Stellen des Körpers, wie dem Gesicht, den Händen, Armen und Schultern, ebenso wie an einigen beliebigen anderen Stellen am Körper. Die Tendenz von Sommersprossen, eher am oberen Bereich des Körpers und am Kopf aufzutreten, ist in ihrer Ursache begründet.

Sommersprossen sind Ausscheidungen von überschüssigen Kohlehydraten, vor allem von Mono- und Disacchariden, wie Zucker, Honig, Fruchtzucker und Milchzucker. Der Yin-Charakter dieser Substanzen wird stärker vom Yang-Sonnenlicht angezogen und deshalb erscheinen Sommersprossen eher im Sommer. Menschen, die in einem bewölkteren, dunkleren Klima leben, oder die diese Zucker nicht essen, haben nicht so viele Sommersprossen. Das Absetzen dieser Nahrungsmittel aus der Ernährungsweise kann ein langsames Verschwinden der Sommersprossen bewirken.

Treten die Sommersprossen verstärkt an bestimmten Meridianen oder an der Oberfläche korrespondierender Organe auf, kann darauf geschlossen werden, daß die überhöhte Aufnahme von diesen Zuckerarten die entsprechenden Organe angegriffen hat. So zeigen Sommersprossen, die auf dem Handrücken und der Rückseite des Armes, entlang dem Dickdarmmeridian, erscheinen, daß die Darmfunktion gestört ist. Ähnlich deuten auch Sommersprossen auf den Schultern auf Störungen der Darmfunktion.

C. Große braune Stellen
sind in der orientalischen medizinischen Terminologie als Mo-Shoku (蒙色) bekannt. Obgleich ihre Farbe der der Sommersprossen ähnlich ist, sind Mo-Shoku größer als Sommersprossen und sie treten weniger häufig und vorübergehend auf. Sie können an jeder Stelle des Körpers, die mit einem geschwächten Organ in Verbindung steht, erscheinen. Abb. 100 zeigt einige Beispiele.

Wenn das Mo-Shoku auf Grund von äußerer Behandlung, wie wiederholte Moxa, verschwindet, zeigt dies an, daß die Störungen des korrespondierenden Organs ebenso verschwunden sind und normale Funktionen sich wieder eingestellt haben.

D. Leberflecken, winzige dunkelbraune Erhebungen
erscheinen bei manchen Menschen. Sie sind Ausscheidungen von überschüssigem Eiweiß. Dieses Eiweiß muß nicht unbedingt vom Verzehr von Eiweiß stammen, sondern kann auch durch Überessen im allgemeinen und vor allem Überessen von Kohlehydraten und Fetten im besonderen erzeugt worden sein. Aus diesem Grund waren Leberflecken im alten Orient bekannt als Zeichen einer egozentrischen Persönlichkeit. Leberflecken können auf natürliche Weise austrocknen und verschwinden, wenn die Ernährungsgewohnheiten angemessen korrigiert werden.

Leberflecken können (1) entlang der Meridiane und (2) entlang der Muskeln erscheinen. Im ersten Fall sind die Funktionen der Organe, für die der Meridian Energie liefert, angegriffen durch den erhöhten Verzehr von Eiweiß oder Nahrung im allgemeinen. Im zweiten Fall ist das Organ, das mit dem Bereich des Muskels in Verbindung steht, aus dem gleichen Grund angegriffen.

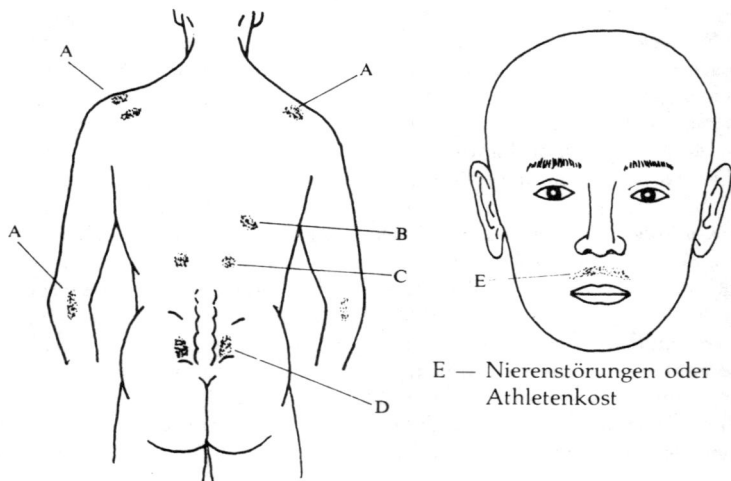

E — Nierenstörungen oder
Athletenkost

A — Arm-Arthritis und -Rheumatismus
B — Leberstörungen
C — Grippe und Infektionen
     des inneren Ohrs
D — Darmstörungen

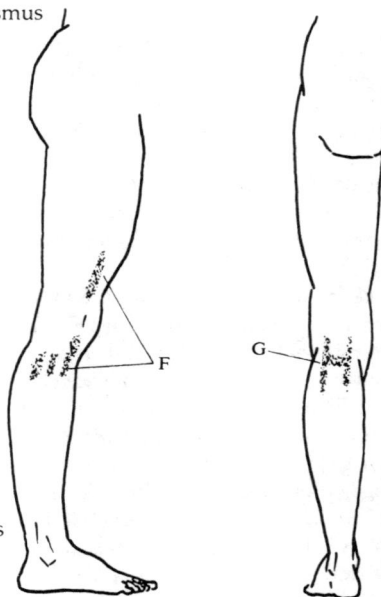

F — Bein-Arthritis
G — Bein-Rheumatismus

Abb. 100: Beispiele für MO-SHOKU

E. Warzen

können die gleiche Farbe wie die Haut aufweisen, bräunlich oder ein wenig dunkler als die Haut sein. Sie sind weicher als Leberflecken und unregelmäßiger geformt. Warzen sind Ausscheidungen einer Kombination von Eiweiß und Fett, wieder aufgrund dieser Nahrungselemente an sich oder durch Übereessen im allgemeinen. Warzen treten jedoch tendenziell häufiger bei Menschen auf, die große Mengen von Fetten und Zucker verspeisen. Sie können durch Korrigieren der Ernährungsgewohnheiten beseitigt werden.

Warzen erscheinen auch häufiger auf dem oberen Körperbereich auf Grund ihrer leichten Yin-Natur.

Warzen können unregelmäßig und ohne offensichtliche Verbindung zu den Meridianen oder Punkten auftreten, wie Sommersprossen. Sie weisen auf allgemeine Störungen der Verdauungs-, Kreislauf- und Ausscheidungsfunktionen hin. Die Organe, die besonders betroffen sind, sind der Dickdarm, der gewöhnlich in diesem Fall stagniert, und die Nieren, die gewöhnlich Fett angehäuft haben. Menschen, die Warzen aufweisen, entwickeln oft die Tendenz zur Bildung von Zysten, Tumoren und Krebs in der Brust, dem Darm und den Fortpflanzungsorganen, ebenso wie Hautkrankheiten, Magenverstimmungen, Verdauungsprobleme und Infektionen der Harnwege.

F. Pickel

erscheinen mehr an der Körperoberfläche und zwar auf Grund ihrer Yin-Beschaffenheit, verursacht durch übermäßiges Fett, Zucker und Mehlprodukte. Gewöhnlich sind sie rot und weiß, auf Grund der Erweiterung von Blutkapillaren und Fettgewebes. Pickel treten eher auf den Wangen, der Stirn, der Nase, dem Bereich um den Mund, dem Kiefernbereich, Schultern, Brust und der Rückseite des Körpers auf, als in anderen Bereichen. Die Stelle, an der die Pickel erscheinen, weist darauf hin, daß die korrespondierenden Organe durch die Ansammlung von Fett und Schleim angegriffen sind. Zum Beispiel:

Position der Pickel	Angegriffene Organe oder Körperbereiche
Stirn	Darmbereich
Wangen	Lungenbereich
Nase	Herzbereich
Um den Mund herum	Fortpflanzungsorgane
Kiefern, Kinn	Nierenbereiche
Schultern	Verdauungstrakt
Brust	Lungen- und Herzbereich
Rücken	Lungenbereich

Die Bildung von Pickeln kann verhindert werden, wenn man Nahrung vermeidet, die direkt zur Ansammlung von Fett und Eiweiß, Schleim und überschüssiger Flüssigkeit in diesen Organen und Systemen beiträgt.

G. Weiße Flecken

erscheinen oft bei Menschen der heutigen Zeit und können sich über den ganzen Körper ausdehnen. Diese Flecken werden durch den konstanten Verzehr von zuviel Milchprodukten, vor allem Milch und Sahne, verursacht.

Diese Kondition weist darauf hin, daß sich die Fett- und Schleimakkumulation durch das Atmungs- und Fortpflanzungssystem ausgebreitet hat. Eine hormonelle Störung ist oft das Ergebnis, die die Schilddrüse, Bauchspeicheldrüsen- und Gonadenfunktionen mit einbezieht.

Diese Kondition trägt natürlich zur Bildung von Zysten, Tumoren und schließlich Krebs bei, vor allem in der Brust, dem Darm und dem Sexualbereich.

Es bedarf einer langen Zeit, um sich von dieser Kondition zu erholen, und zwar durch Ausklammern von Milchprodukten und den erhöhten Verzehr von Getreide und Gemüse. Werden pflanzliche Öle im Übermaß verwendet, so können diese ebenfalls den Heilungsprozeß verzögern.

H. Bläuliche Flecken,

die manchmal an der Oberfläche von Muskelbereichen erscheinen, entstehen durch Stagnation im Blutfluß. Diese Kondition tritt oft auf bei inneren Blutungen auf Grund von geplatzten Kapillaren, verursacht durch äußeren Schock, oder eine interne Erweiterung der Kapillaren. Wird jedoch eine ausgewogene Ernährung befolgt, so ist es äußerst selten, daß ein äußerer Schock diese Flecken hervorrufen wird. Der wahre Grund dieser Kondition ist nämlich der übermäßige Verzehr von Yin-Nahrung: übermäßig viel Früchte, Säfte, Erfrischungsgetränke, Süßigkeiten, Drogen und chemische Mittel.

Diese Kondition weist darauf hin, daß die Kreislauf- und Harnfunktionen nicht normal sind. Dementsprechend umfassen Begleitsymptome unregelmäßigen Pulsschlag, häufiges Urinieren, emotionale Verwirrung und Nervosität. Diese Kondition kann durch das Wiedererlangen einer gesunden Blutqualität mit erhöhten Mineralien behoben werden.

I. Krampfadern

erscheinen meistens auf der Rück- und Innenseite der Beine. Sie treten als erweiterte Adern mit einer leicht grünen, leicht blauen, dunkelroten, in einigen Fällen dunkelvioletten Farbe auf. Sie erscheinen bei Frauen oft während der Schwangerschaft.

Diese Kondition zeigt Störungen der Darmverdauungs- und Ausscheidungsfunktionen an. Sie wird oft begleitet von Störungen der Leber, Gallenblase, Milz und Bauchspeicheldrüse. Migräne und unregelmäßige Fortpflanzungsfunktionen können ebenfalls akut sein.

Krampfadern werden durch überschüssige Flüssigkeit aus Getränken und Säften sowie Früchten verursacht. Übermäßige Ölaufnahme kann ebenfalls dazu beitragen. Es ist möglich, diese Kondition langsam zu lindern, und zwar durch Reduzieren dieser Speisen und Getränke und den verminderten Verzehr von tierischer Nahrung und Salz, verbunden mit heißen Anwendungen, die die Blutzirkulation anregen.

J. Ekzeme — trockene, harte, erhöhte Hautstellen,
die weiß, gelb oder rötlich sein können — treten heutzutage oft auf. Sie zeigen eine massive Ausscheidung von überschüssigen Fetten an, hauptsächlich durch die Aufnahme von tierischer Nahrung, vor allem Milchprodukten. Unter den Milchprodukten ist Käse die Hauptursache für diese Kondition, gekochte Eier mit Butter können ebenso stark dazu beitragen.

Diese Kondition zeigt Störungen in den Kreislauf- und Ausscheidungsfunktionen an, verbunden mit einer Akkumulation von Fett und Cholesterin in den Hauptorganen, wie dem Herz, der Leber und den Nieren. Es können Zysten und Tumore vorhanden sein und die Tendenz zur Bildung von Krebs. Andere Symptome umfassen die Verhärtung der Arterien, Schuppen, trockene Haut, Schlaflosigkeit und emotionale Unsicherheit.

Ekzeme können durch das Ausschalten aller fettigen Nahrungsmittel, mit einer verstärkten Aufnahme von Getreide, Gemüse und Algen gelindert werden.

Alle anormalen Hautkonditionen, einschließlich der oben beschriebenen, sind Manifestationen des Verhältnisses zwischen dem Milieu innerhalb des Körpers und der äußeren Umwelt. Ist die Ernährungsweise dem Wechsel in der äußeren Umwelt — den Jahreszeiten, dem Klima, dem Wetter — angepaßt, verbunden mit täglicher körperlicher und geistiger Aktivität, so kann eine Hautkondition erreicht werden. die das natürliche Ergebnis einer harmonischen inneren Kondition ist.

Nachwort

Das Wesen der Dinge zu erkennen,
bedeutet das Selbst zu kennen.
Erweiterte Erkenntnis ist ein Weg,
uns demütiger und bescheidener zu machen.
Derjenige, der sich selbst zuletzt bedenkt,
weiß alles, und er wird das universelle
Bewußtsein des ewigen Lebens erlangen.

Dieses Buch hat eine Einführung in die Grundlagen der Diagnose, basierend auf den Prinzipien der orientalischen Medizin, gegeben. Diese Form der Diagnose steht in Verbindung mit dem Verständnis der Ordnung des Universums — dem Gesetz der Natur, welches ständig alle Phänomene des gesamten Universums, einschließlich unseres gegenwärtigen Lebens als Menschen auf dem Planeten Erde, beherrscht. Die Methoden dieser Diagnose sind in den letzten 30 Jahren entwickelt und angewandt worden, durch die Beobachtung von hunderttausenden von Menschen und ohne eine Analyse der inneren Kondition des Körpers, sondern lediglich durch scharfe Beobachtung und einer unvoreingenommenen und offenen inneren Einstellung.

Da die gegenwärtige Spezies Mensch aus vier Billionen Bewohnern dieses Planeten besteht, gibt es Billionen von unterschiedlichen Lebensstilen und Aktivitäten. Und jeder dieser Billionen von Menschen durchlebt zahllose Wechsel und Schwankungen, entsprechend den natürlichen und umweltbedingten Konditionen, sozialen und kulturellen Einflüssen, traditionellen und von den Vorfahren erhaltenen Erben und den persönlichen Veränderungen seiner Ernährung und Aktivität. Dies hat zum Ergebnis, daß das wissenschaftliche Studium der Diagnose — ohne den Gebrauch von analytischen, trennenden modernen Methoden, die oft schädigende Auswirkungen auf unsere Gesundheit haben, wie der Anwendung von Röntgengeräten, Bestrahlung, Blutanalysen, Knochen-Ultraschall-Tests und viele andere Methoden — eines tiefen und unbegrenzten Verständnis der Menschheit und ihrer Verbindung zur Ordnung des Universums bedarf. Es verlangt viele Jahre der Beobachtung und Untersuchung und des Reflektierens über die beeinflussenden Konditionen in der Umgebung. Dies ist das Studium der Menschheit an sich.

Um diese Praktiken zu meistern, um durchdringende Einsicht in verschiedene körperliche und geistige Beschwerden und deren zurückliegende Ursache zu entwickeln, erfordert es Wohlsein, vor allem einen klaren Geist und einen gesunden Körper. Der Meister der Diagnose hat ein profundes Verständnis der Natur und der Menschheit. Sein Urteilsvermögen reagiert sofort und intuitiv im direkten Erkennen der Gesamtheit dessen, was er sieht, so als wäre er selbst das Universum, das diese Patienten hervorgebracht hat, bejaht ihre Existenz, ändert ihre Konditionen. Mit anderen Worten, der Meister der Diagnose lebt mit universellem Bewußtsein, ohne jegliche Tendenz zu Verurteilen, Voreingenommenheit oder Engstirnigkeit, und mit unendlichem Mitgefühl und Geduld.

Der Inhalt dieses Buches ist lediglich eine Einführung in die Richtlinien einiger der Hauptmethoden der Diagnose, dargestellt in der Hoffnung, daß jeder leicht die antagonistischen und sich ergänzenden Beziehungen als ein ausgleichender Faktor in allem Phänomenen — also Yin und Yang — verstehen kann. Im Anfangsstudium des Erlernens der Diagnose ist die Anwendung der gegensätzlichen und sich ergänzenden Beziehungen sehr praktisch und hilfreich. Ein fortgesetztes Praktizieren der Diagnose jedoch geschieht mehr intuitiv und fast unbewußt, jenseits jeder Theorie, logischer oder mechanischer Techniken. Um derartige Fähigkeiten zu erlangen, ist es für den Studenten der Diagnose von grundsätzlicher Bedeutung, kontinuierlich eine ausgewogene makrobiotische Ernährungsweise zu befolgen, die den täglichen Verzehr von ganzem Getreide, Gemüse, Bohnen und Algen als Hauptbestandteil der Nahrung umfaßt. Er oder sie sollte Liebe und Hilfe allen Menschen gewähren, sie zu einem gesünderen Leben inspirieren, zu einem glücklicheren Leben führen.

Es ist überflüssig zu erwähnen, daß die Praktiken der Diagnose nicht auf die Methoden beschränkt sind, die in diesem Buch vorgestellt wurden. Diese Kunst der Diagnose hat viele weitere Dimensionen, wovon es bei einigen unmöglich ist, sie in geschriebener Form vorzustellen, da sie Demonstration und direkte Erläuterung mit Beispielen bedürfen. Zu dieser Kategorie gehört die spirituelle Diagnose oder die Diagnose der Schwingungsebene, die folgende allgemeine Ziele und Methoden hat:

1. Diese Art der Diagnose umfaßt die Wahrnehmung von Schwingungen, die gewöhnlich unsichtbar sind und zusammen mit unseren körperlichen und geistigen Funktionen entstehen. Indem wir sie durch Beobachtung, direkte Erfahrung und den Gebrauch der Sinne — sehen, hören, riechen, schmecken und berühren — untersuchen, können wir Störungen erkennen, die sich in der Tiefe der inneren Organe entwickeln.

2. Auf diese Art und Weise können wir alle Hauptgedankenprozesse, einschließlich Erinnerungen, Vorstellungen, tendenzielle Denkweisen, Vorlieben oder Distanz, Täuschungen, Illusionen und Zukunftsvisionen erkennen, um körperliche und geistige Konditionen diagnostizieren zu können.

3. Mit dieser Art der Diagnose können wir ebenfalls die Qualität der Aura studieren bzw. die vom Inneren des Körpers ausgeschiedenen Schwingungen in Verbindung mit den Umweltkräften und der Energie der Ernährung und können somit die Umweltbedingungen und die Ernährungsgewohnheiten erkennen.

4. Diese Diagnose offenbart darüber hinaus die Einflüsse von sogenannten Seelen oder Geistern von verstorbenen Personen oder Personen, die in größerer Entfernung leben und die Störungen und Beschwerden, die durch diese spirituellen Einflüsse verursacht werden. Indem Klarheit über diese Ursachen geschaffen wird, können wir Empfehlungen geben, wie diese spirituellen Einflüsse gereinigt werden können und somit körperliches und geistiges Wohlbefinden gesichert werden kann.

5. Durch diese Art der Diagnose können wir die von den Vorfahren vererbten Einflüsse erkennen, die sich von Generation zu Generation — im allgemeinen während

der letzten sieben Generationen und im Laufe einiger tausend Jahre — entwickelt haben. Durch das Aufdecken dieser von den Vorfahren ererbten Einflüsse auf die körperliche und geistige Konstitution wird es möglich, die Zukunft der Person sowie das Schicksal ihrer Nachkommen voraus zu sehen.

6. Weiterhin wird durch diese Art der Diagnose ein direktes Verständnis, der Reinkarnation einer Person entwickelt: Ihrer vorherigen Leben — nicht nur der unmittelbaren früheren Leben, sondern vieler früherer Leben — und ihrer zukünftigen Leben — und wieder nicht nur der nächsten Leben, sondern weiterer Leben in der Zukunft.

7. Durch diese Diagnoseart können wir weiterhin nicht nur die Kondition einer Person untersuchen, sondern auch die Kondition seiner Familie, Verwandten und Freunde, mit denen sie eine Art von Beziehung gelebt hat; und das Wesen der Gesellschaft oder Gemeinschaft, in der sie gegenwärtig lebt, in der sie in ihren früheren Leben gelebt hat und in der sie in ihren zukünftigen Leben leben wird.

Der unmittelbare Zweck der Diagnose ist es, Menschen bei der Verbesserung ihrer Gesundheit und der Verwirklichung ihres Wohlbefindens behilflich zu sein. Der eigentliche Zweck der Diagnose jedoch ist das Verstehen des endlosen Prozesses des Lebens, das sich ständig verändert und sämtliche Dimensionen des unendlichen Universums umfaßt — mit anderen Worten, das Verständnis des Lebens in seinem unendlichen Umfang durch ein tiefes, großes und unbegrenztes Bewußtsein. Deshalb ist eine Herangehensweise an die Diagnose mit einem mechanischen Ansatz, ohne den ständigen Versuch, ein universelles Bewußtsein und eine höhere, von Mitgefühl geprägte Persönlichkeit zu entwickeln, nicht mehr wert als die Hexenkunst, zu der die moderne Diagnosetechnik degeneriert ist.

Als Autor dieses Buches möchte ich alle Leser eindringlich bitten, die Diagnosekunst und die Informationen, die in diesem Buch enthalten sind, nicht nur als Techniken zu benutzen, sondern als ein Mittel, die menschliche Spezies zu verstehen, den Leser selbst mit einbezogen, ein Mittel zur Entwicklung höheren Bewußtseins. Dieses Diagnosebuch wurde nicht deshalb geschrieben, um seinen Lesern Wissen und Techniken zu liefern, sondern um ein offenes Tor in die neue Ära der Menschlichkeit vorzubereiten und zwar durch das Überwinden unserer diversen Beschwerden; und um schließlich eine gesunde und friedliche Welt für alle Menschen zu gründen.

Obgleich der Inhalt dieses Buches eine Einführung darstellt, hoffe ich, daß die Informationen nicht dazu benutzt werden, andere Menschen zu kritisieren oder abzuwerten, und daß der Leser, der diese Diagnosekunst anwendet, stets im Geiste der Bescheidenheit und Dankbarkeit allen Menschen, der Umgebung, Natur und dem Universum und seiner unendlichen Ordnung gegenüber handelt. Ich wünsche mir, daß dieses Buch als eine Anleitung dient, sich gegenseitig zu helfen und als eine Anleitung, unsere eigene Konstitution und Kondition zu betrachten als ein Mittel, das endlose Glück der Menschen zu verwirklichen.

Michio Kushi
Brookline, Massachusetts
Weihnachten 1979

Der Autor

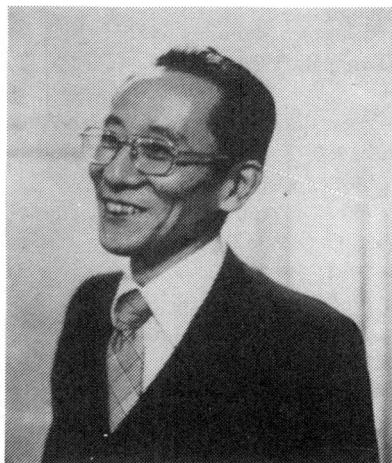

Michio Kushi wurde 1926 in Japan geboren. Nach seiner Graduierung an der Universität Tokyo ging er 1949 in die USA, um an der Columbia-Universität seine Studien fortzusetzen.

Als Schüler des Makrobiotik-Lehrers George Ohsawa widmete er seine Energie und Arbeit der Verbreitung der makrobiotischen Lebensweise und Philosophie. Er realisierte bald die Notwendigkeit, die Ernährungsweise den westlichen Bedürfnissen und Geschmäcken anzupassen, und es auch erst einmal zu ermöglichen, die wesentlichen naturbelassenen Nahrungsmittel verfügbar zu machen.

Kushi hält seit mehr als 20 Jahren Vorlesungen über orientalische Medizin, Philosophie und Makrobiotik in der ganzen Welt. Er ist Autor zahlreicher Bücher, von denen einige auch auf deutsch erschienen sind (siehe Literaturliste).

Michio Kushi ist Gründer und Präsident der *East West Foundation*, einer gemeinnützigen Gesellschaft zur Förderung der Makrobiotik in aller Welt. Sitz dieser Gesellschaft ist Boston, USA, wo Kushi mit seiner Frau Aveline Tomoko lebt.

Literaturliste

Abehsera, Michel, Das makrobiotische Kochbuch, O.W. Barth/Scherz 1972/80
Aihara, Herman, Milch, ein Mythos unserer Zivilisation, Mahajiva 1985
Fukuoka, Masanobu, Der große Weg hat kein Tor, pala 1984
Kushi, Aveline, Mit Miso kochen, pala 1986
Kushi, Michio, Das Buch der Makrobiotik, Ost-West Bund / Bruno Martin 1979
Kushi, Michio, Das DO-In Buch, Ost-West Bund 1980
Kushi, Michio, Natürliche Heilung durch Makrobiotik, Ost-West Bund 1981
Kushi, Michio, Vaumarcus 1979 — Ein Seminar über Makrobiotik, Mahajiva 1984
Kushi, Michio, Die makrobiotische Hausapotheke, Ost-West Bund 1985
Kushi, Michio, Die Kushi Diät, Droemer Knaur 1984
Kushi, Michio, Dein Gesicht lügt nie, Mahajiva 1986
Kushi, Michio, Handbuch der Fernöstlichen Diagnose, Ost-West Bund 1986
Kushi, Michio, Neun-Sterne-Ki-Astrologie, Ost-West Bund 1986
Laridon/Maes, Makrobiotisch kochen, Goldmann 1983
Lorenz/Virag, Der Weg der Naturkost, Naturkost GmbH Österreich 1985
Marn, Gabriel Günther, Ein Weg — ein Ausweg?, Ost-West Bund 1985
Marn, Gabriel Günther, Hunzaland, Ost-West Bund 1984
Muromoto, Naboru, Heile Dich selbst, Irisiana/Hugendubel 1979/83
Nakamura, Jiro, Makrobiotische Ernährungslehre nach Ohsawa, Ohsawa Zentrale
Ohsawa, Lima, Das Lima Ohsawa Kochbuch, Irisiana/Hugendubel 1980
Ohsawa, G., Kurzer Abriß der Medizin des Fernen Ostens, Ohsawa Zentrale 1957
Ohsawa, Georges, Das Wunder der Diätetik, Ohsawa Zentrale
Ohsawa, Georges, Zen Makrobiotik, Thiele 1982
Ohsawa, Georges, Lebensführer Makrobiotik, Mahajiva 1986
Ohsawa, Georges, Die fernöstliche Philosophie im nuklearen Zeitalter, Thiele 1985
Ohsawa, G., Krebs und die fernöstl. Philosophie der Medizin, Ohsawa Zentr. 1972
Ohsawa, Georges, Jack und Mitie im Occident, Ohsawa Zentrale
Ohsawa, G., Praktischer Leitfaden der makrob. Heilkunde, Ohsawa Zentrale
Ohsawa, Georges, Eine Einladung zu Gesundheit und Glück, Mahajiva 1984
Ohsawa, Georges, Leben und Tod, Mahajiva 1984
Ohsawa, Georges, Rauchen, Marihuana und Drogen, Mahajiva 1985
Ohsawa, Georges, Das Buch vom Judo, Mahajiva 1985
Sams, Craig u. Ann, Köstliche Naturreisrezepte, Carrussell 1984
Sattilaro, A. J., Rückruf ins Leben, Geschichte einer Krebsheilung, Mahjiva 1985
Simon, P.: Makrobiotik auf der Speisekarte, Centre macrobiotique Lausanne 1980

Serien: Ost-West Makrobiotik-Studien, zweimonatlich, Ost-West Bund 1984

Adressen Makrobiotischer Zentren und Infostellen:

Lehrzentren mit regelmäßigem Kursprogramm:

D-2000 Hamburg 20, Ost-West Zentrum e.V., Eppendorfer Marktplatz 13,
Tel.: 040/47 27 50

CH-3711 Kiental, Kushi Institute, Kientalerhof, Tel.: 033/76 12 41

Andere Infostellen:

BRD

1000 Berlin 19, ,,Sunrice", Klausnerplatz 11, Tel.: 030/32 120 30

3500 Kassel, ,,Misostübchen", Germaniastr. 9, Tel: 05 61/77 61 39

4000 Düsseldorf 30, Ohsawa Zentrale, Münsterstr. 255, Tel.: 02 11/63 24 43

4419 Holthausen, ,,Mahajiva", Makrobiotik Buchversand und Verlag, Borghof 13,
Tel.: 025 54/88 92

6050 Offenbach 3, Gerlinde und Thomas Ganter, Postfach 950, Tel.: 069/88 22 30

6120 Michelstadt, ,,Biosphäre", Sulzbach & Kritzinger, Obere Pfarrgasse 25,
Tel.: 060 61/72 223

6454 Bruchköbel, Familie Lilienthal, Insterburgerstr. 7, Tel.: 061 81/14 38

6458 Oberrodenbach, Helmy Ditter, Bergstr. 8, Tel.: 061 84/52 329

6639 Rehlingen 3, Ost-WestBund e.V., Neunkircherstr. 56, Tel.: 068 33/16 32

6835 Brühl, Ost-West Zentrum, Luftschiffring 3, Tel.: 062 02/76 69

7410 Reutlingen, Arbeitskreis natürliche Lebensweise, Alteburgstr. 115/3.
Tel.: 071 21/23 91 15

8012 Ottobrunn, ,,Lebensbaum", Händelstr. 15, Tel.: 089/60 58 35

Österreich

2700 Wiener Neustadt, East-West Foundation, Deutschgasse 9, Tel.: 026 22/49 41

Schweiz

1922 Les Granges, Hotel Balance, Lea und Roland Eberle, Tel.: 026 615 22

3011 Bern, Verein für natürliche Lebensweise, Montbijourstr. 17, Tel.: 031/25 65 40

Index

Die fett gedruckten Stichwörter verweisen jeweils auf ein Organ, bzw. Symptom, an Hand dessen die Diagnose erfolgt, oder auf eine körperliche Störung, die diagnostiziert wird. Die darunter aufgeführten Stichworte stehen in Beziehung zum dazugehörenden fettgedruckten Wort und führen die verschiedenen Einzelaspekte bzw. diagnostischen Verknüpfungen zum jeweiligen Stichwort auf.

A bdomen 45
Alkohol, siehe Ernährung (Yin-Nahrung)
Anämie
Farbe des Fußes 130
Fingernägel 123
Mund 52
Wangen 92
Artritis 144
Atmungssystem (siehe auch Verdauungs- und Atmungssystem, Lungen)
Haare 105
Wangen 90-92
Zahnverfall 76, 77
Augapfelgröße 76, 77
Augen des Phönix 71
Augen (siehe auch Iris, Pupillen, Tränen) 68ff
Augenlider 70, 71
Blinzeln 71
Farbe 74
Farbe der umgebenden Haut 72, 73
Größe 70
Organbeziehungen 43, 44
Pickel um die 74
Winkel 69
Augenbrauen,
Farbe 68
Form 66-68
Haare zwischen 68
unterbrochene 68
Winkel 65, 66
Zwischenraum zwischen 64, 65
Augenbrauen, Diagnose von Schuppen ..100
Augenbrauenfarbe 68
Augenlid (Innenseite, untere)
Farbe 75, 83
Pickel 83, 84
Auge, weiße des 81ff
besondere Kennzeichen auf dem 81, 83
Farbe 80
Augenwimpern 70-72
Ausscheidungen, Diagnose von Pickeln
Augenbereich 74
Mundhöhle 60
Zunge 63

Augenwimpern 70ff
Krümmung der... 72
Länge der... 80
Ausscheidungssystem (siehe auch Kreislauf- und Ausscheidungssystem, Urinieren)
Haare 105
Hautfarbe 140
Krampfadern 146
Pickel (im Gesicht) 145
Wangen 91, 92
Zahnverfall 58, 59
Autonomes Nervensystem 80

B ärte 108, 109
Bindehautentzündung 83
Blutdruck, Diagnose des Mundes 52
Blutqualität, Diagnose des Mundes ...52, 53
BO-Sammelpunkte 39, 40

C hakren 112, 113, 119
Cholesterin, Haut 137, 138, 139

D arm (siehe auch Dickdarm, Dünndarm)
Mund 54
Definition der
Erbfaktoren 28-31
Diabetis 22
Lippen 55, 56
Gesichts-Organbeziehung 31-33
Dickdarm, siehe auch Darm
Zeigefinger 113, 119-121
Zunge 62
Dünndarm (siehe auch Darm) 50, 51
kleiner Finger 113, 119
Zunge 62

E iweiß (tierisches), siehe Ernährung
Ekzeme 147
Embryonalphase, siehe Ernährung der Mutter
Empfängnis, Datum 23-25

Energie, siehe BO-Sammelpunkte, Chakren,
Meridiane, Yu-eintretende Punkte 112-119
Ernährung (auf Milchprodukten basierend)
Augenbrauen, Haare dazwischen 68
Haut 137-147
Mund, Diagnose der Ausscheidungen . . 54
Wangen 90-92
Ernährung (der Mutter)
Auswirkung auf Fötus 26-28
Augen 68-84
Augenbrauen 64-67
Augenlider 49-55
Lippen 49-55
Ohren 92-96

F alten
Stirn 102
Wangen 92
Fettverzehr
Ekzeme 147
Fuß, Flexibilität 127
Haut 137-147
Finger
Fingernägel 122-126
Fingerspitzen, Form der 120, 121
Flexibilität 117
gekrümmte 120
Häute zwischen den 118
Länge und Höhe 120
Raum zwischen den 118
Füße, siehe auch Zehen, Zehennägel . 126-136
abschälende Haut 136
Farbe der 129, 130
Fußballen, herausstehender 128
Fußpilz 136
Fußsohle 135
Gelenke, Flexibilität der 127
Größe 30, 127
Höhe 127
Organbeziehungen 37
Spann 127

G allenblase 133
Augen (Farbe um die) 73
Fußfarbe 130
Haare 105, 106
Handflächen, Farbe der 115, 116
Schläfen 101
Steine und Zysten 137
Stirn 98-100
Zeh, vierter 130, 131

Geburt
Datum 23-25
Ort 25
Geflügel, siehe Ernährung (Yang-Nahrung)
Genetische Faktoren, siehe Vererbung
Geschlecht des Kindes, Erbeinflüsse 23
Gesicht-Organ-Korrelation 31-33
Gespaltene Haarspitzen 106
Gespaltene Nase 87, 88
Getränke, Ying- und Yang-Charakteristika 18
Gewürze, siehe Ernährung (Yin-Nahrung)
Glaukom 78
Grauer Star 80
Größe 29

H aare (siehe auch Körperhaare) ... 103-111
Bärte 108, 109
Ernährung, Einfluß von 103, 104
Farbe 103, 104, 106
fettige 106
gewellte oder glatte 103, 104
jahreszeitlicher Wechsel 104
Kahlköpfigkeit 107, 108
klimatische Auswirkungen 103, 104
Organbeziehungen 105
Richtung des Wachstums 103
Schuppen 106
Struktur 103, 104
trocken oder feucht 106
zurückweichender Haaransatz 107
Halluzinogene Drogen, Ausscheidung ... 116
Hals, weiße Flecken 61
Halsentzündungen 60
Hände, s.a. Fingernägel, Finger, Handflächen
embryonale Entwicklung 112
Finger 113
Größe der 30
Handflächen 113
Handflächen
Dicke und Breite 114, 115
Farbe 115, 116, 118
Feucht oder trocken 115
Länge 114
Linien auf 35
Schwellung an der Wurzel 119
Haut
Blaue Flecken 146
Braune Flecken 143, 144
Ekzeme 147
Farbe
-anormale 140, 141
-umweltbedingte 139
fettige 138

Haut (Fortsetzung)
feuchte 137
käsige 139
Konstitution 28
Krampfadern 146
Leberflecken 142, 143
Muttermal 141, 142
Pickel 145
rauhe 138, 139
Schönheitsflecken 142
Sommersprossen 143
Struktur 137-139
trockene 138
Warzen 145
weiße Flecken 146
Herz (siehe auch Blutdruck, Kreislaufsystem)
Infektion 146
kleiner Finger 113, 120
Diagnose der Nase 87, 88
Heuschnupfen, Diagnose der Haut 139
Hodgkinsche Krankheit 136
Hörprobleme, Diagnose der Haut 139
Homosexualität 85

I ris
Augapfelbeziehung 77, 78
Farbe 78
Irisdiagnose 79

J ahreszeiten, Auswirkung auf Organe .19-22

K ahlköpfigkeit
zurückweichendes Haar 107, 108
Kindheit, Ort der 25
Körper, siehe menschlicher Körper
Körperbehaarung
Arme und Beine 111
biologische Evolution 109, 110
klimatische Faktoren 109
Organdiagnose 110
Schamhaare 111
Unterarmhaare 111
Körperstruktur (s.a. menschlicher Körper)
Größe 29
Knochen 28
Kopf-Körper-Verhältnis 29
Winkel der Schultern 30
Körpertemperatur
Ringfinger 113, 119
Augenbrauen 65-67

Kondition, Definition 16
Konstitution (siehe auch Körperstruktur, Ernährung (der Mutter), Vererbung, menschlicher Körper, Langlebigkeit, geistige Charakteristika)
Augenbrauen 64-66
Definition 16
Empfängnis, Datum 23-25
genetische Einflüsse 22, 23
Kopf
Gesäß, diagnostische Beziehung 34, 35
Größe des 29
Organkorrelation 31-34
Krampfadern 146
Krebs
Blase 133
Dickdarm 91
Fortpflanzungsorgane 133
Gallenblase 133
Hautfarbe 140
Kolon 117
Lunge 91
Magen 136
Milz-Bauchspeicheldrüse 133
Kreislauf
Mund 52, 53
Kreislauf- und Ausscheidungssystem
Finger 113, 114
Gesichtsstruktur 32, 33
Handflächen 35, 113ff

L anglebigkeit
Augenbrauen 66-68
Leber 144
Augen (Farbe um) 73
Farbe des Fußes 130
Farbe der Handflächen 115, 116
Haare 105, 106
Stirn 98
Wangen 92
Zeh (erster) nach innen gekrümmt 134
Leberfleck (siehe auch Schönheitsfleck, Muttermal, Mongolenmal, Warzen) 143
Lesbianismus 85
Lippen, siehe Mund
LSD, siehe halluzinogene Drogen
Lungen
Augen (Farbe um) 73
Daumen 113, 119
Pickel (im Gesicht) 145
Lymphsystem (siehe auch Milz)
Ohren 96
Schläfen 101

M agen (siehe auch Speiseröhre) 50
  embryonale Entwicklung 134
  Mund 54
  Zeh (zweiter und dritter) 130
  Zunge 62
Marijuana, siehe halluzinogene Drogen
Menschlicher Körper
  Körperfunktionen 17
  Körperstruktur 17
  Proportionen 29
  Vorder-Rückseiten-Beziehungen 39-42
Meridiane (siehe auch Finger, Zehen)
  Braune Flecken 141-143
  Definition der 39, 40
  Schönheitsflecken 142
  Sommersprossen auf den 143
Milz
  Farbe der Füße 129, 130
  Ohren 96
  Zeh (erster) nach innen gekrümmt 130, 134
Mongolenmal **141**
MO-SHOKU **143, 144**
Mund (siehe auch Zähne, Kehle, Zunge)
  Breite 49-52
  Falten
    Dehydration 54
    Sexualfunktionen 54
  Farbe 52, 53
  Form (eckig) 56
  Höhe 51, 52
  Lippenrand (äußerer) 54, 55
  Lippenränder 55
  Mundwinkel 53, 54
  rötliche Flecken 53
  schwarze Flecken 53
  Unterlippe 50, 51, 54
  Verdauung, Beziehung zur 49-52
  weiße Flecken 53
Muskeln
  Leberflecken auf den 143
Muttermal **141, 142**
Myopie, siehe Kurzsichtigkeit

N ase
  Farbe 89
  Flecken 90
  Form 87-89
  Größe 84-86
  Höhe 86
  Nasenlöcher 85
  Pickel 90
  Seiten 85
  Spitze 86

Nebennieren **72, 73**
Nervensystem
  Finger 114
  Gesichtsstruktur 32, 33
  Handflächen 113, 118, 119
  Ohren 95, 96
  Stirn (mittlerer Bereich) 99
Nervensystem
  Erbeinflüsse 23
Nieren (siehe auch Ausscheidungssystem)
  Augen (Farbe um die) 72, 73
  Farbe der Füße 129, 130
  Fußsohlen 130
    Schwielen 132
  Tränensäcke 74, 75
  Zeh (fünfter) nach innen gekrümmt ...134

O bstdiät, siehe Ernährung (Yin-Nahrung)
Ohren
  Farbe 96
  Form 93-95
  Größe 94
  Länge 94, 95
  Nieren 92
  Organbeziehungen 44, 45
  Winkel zum Kopf 95
Ohreninfektionen **144**
Ohrläppchen **93**
  Gehirn 95, 96
  Fortpflanzungsorgane 96
Organe
  Empfängnis, Datum 23-25
  Energieumwandlung (fünf Stadien) ..19-22
  erbliche Einflüsse 23
  Kondition der 21, 22
Organe, Diagnose
  Abdomen 45, 46
  Finger 36
  Füße 36, 37
  Gesicht 31-33
  mütterliche Ernährung 26, 27
  Ohren 44, 45, 95
  Schultern, Winkel der 30
  Zehen 38, 39

P ickel (siehe auch Ausscheidungen) **145**
  Augenlid (inneres) 83, 84
  Nase 90
  Wangen 91
Pupille
  grauer Star 80
  vergrößerte 80

Rasse, Hautfarbe bedingt durch 139-141
Reflexologie (Füße) 135
Rektum, Diagnose der Zunge 62
Reproduktionssystem
   Frauen 96
   Pickel (Gesicht) 145
   Tränensäcke 74, 75
   Wangen 92

Salz, siehe Ernährung (Yang-Nahrung)
Sanpaku Augen 77, 78
Schamhaare, siehe Körperhaare
Schläfen
   Farbe der 101
   Gallenblase 101
   Lymphsystem 101
   Pickel und Flecken 101
Schönheitsflecken 142
Schultern, Winkel der 30
Sexuelle Aktivität
   Augen (Farbe um die) 72, 73
Sexuelle Kapazität
   Nase 85, 86
Skelettstruktur, siehe Knochen, Muskeln
Sklerologie, siehe Augen, Irisdiagnose
Sommersprossen 143
   Wangen 92
Speiseröhre 50
   Zunge 62
Steine- und Zystenbildung
   Haut 137, 139, 145, 146
Stirn (siehe auch Schläfen)
   Falten 102
   fettige 102
   feuchte 102
   Gallenblase 98
   Haare 103
   Leber 98
   mittlere Stirn
      Farbe 99
      Pickel und Flecken 99
      Nervensystem 99
   obere Stirn
      Farbe der 100
      Pickel und Flecken 100
      zurückweichendes Haar 101, 102
   untere Stirn
      Farbe der 97, 98
      Pickel und Flecken 98
      Schuppen in den Augenbrauen 98
      Verdauungs- und Atmungssystem ... 96-99
      zentraler unterer Bereich 98

Taubheit, siehe Hörprobleme
Teufelsmund 56
Tränen
   Glaukom 78
Tränensäcke
   fettig und geschwollen 74, 75
   wäßrig und geschwollen 74, 75
Tuberkulose
   Wangen 92

Umgebung
   Wirkung auf den Menschen 15
   Wohnort 25, 26
Unterarmhaare, siehe Körperhaare

Vegetarismus, siehe Ernährung
Verdauungs- und Atmungssystem
   Daumenwurzel, Farbe 117
   Finger 114
   Gesichtsstruktur 32, 33
   Handflächen 35, 113, 118, 119
   Stirn (untere) 97-99
Verdauungssystem (siehe auch Speiseröhre,
Darm (Dünn- und Dick-), Zwölffingerdarm)
   Erbeinflüsse 23
   Hautfarbe 140
   Krampfadern 147
   Ohren 95, 96
   Pickel (im Gesicht) 145
   Zahnverfall 58, 59
Vererbung
   Eltern und Vorfahren, Kondition der ... 22
   Fortpflanzungszellen 23

Wangen
   Farbe 90-92
   Flecken, dunkle 92
   Fleisch, Kondition des 96
   Haare 92
   Pickel 91
   Sommersprossen 92
Warzen 145
Weiße des Auges, siehe Augen, Weiße der

Yang
   Beispiele von
      im Menschen 17
      in Speisen und Getränken 17, 18
      im Universum 14, 15
   Definition von 13
   Energieumwandlung (fünf Stadien) ... 19ff

Yin
  Beispiele von
    im Menschen .17
    in Speisen und Getränken 17, 18
    im Universum 14, 15
  Definition von .13
  Energieumwandlung (fünf Stadien) . . .19ff
YU-eintretende Punkte 39, 40

Z ähne (siehe auch Zahnfleisch, Mund)
  anormales Wachstum 59
  Brüchigkeit 59
  Farbe der 59
  Größe 59
  nach innen oder außen wachsend . . .56, 57
  Oberfläche 57
  schiefe 56, 57, 59
  Zwischenräume 55
Zahnfleisch
  Bluten 60
  Farbe 60
  geschwollenes .60
  zurückweichendes 60

Zahnverfall 58, 59
Zäpfchen, siehe Zunge
Zehen
  Farbe der (grün) 132
  gekrümmte 134
  Länge 134
  Organkorrelation 130ff
  Schwielen 132
  Verhärtungen an den Spitzen 132
Zeitauswirkung auf Organe 20
Zentrifugalkraft, siehe Yin
Zentripedalkraft, siehe Yang
Zucker, siehe Ernährung (Yin-Nahrung)
Zunge
  Farbe 62, 63
  Form 61
  Pickel 63
  Verdauungssystem 62
Zwölffingerdarm .50
  Mund 54
  Zunge 62
Zysten, siehe Steine und Zysten

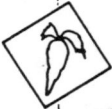

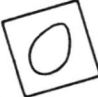

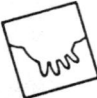

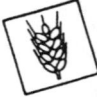

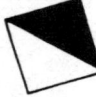

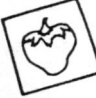

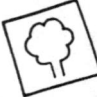

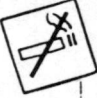

Naturata Vegetarischer Restaurantführer
176 Seiten, 14,80 DM
ISBN: 3-923176-73-2

pala-verlag